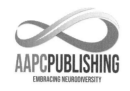

Peer Play and the Autism Spectrum
The Art of Guiding Children's
Socialization and Imagination
Integrated Play Groups Field Manual

孤独症儿童同伴游戏干预指南

以整合性游戏团体模式促进社交和想象力

[美] 帕梅拉·J. 沃尔夫伯格（Pamela J. Wolfberg）◎著

马安迪　马梓文◎译

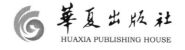

推 荐 语

"这本干预指南让我期待已久,它描述了如何创建游戏团体以帮助孤独症儿童学习互动游戏。帕梅拉·沃尔夫伯格对儿童具有惊人的洞察力,对孤独症如何阻碍儿童融入普通儿童构建的充满社交-想象力的文化也有自己的一番见解。这本书就是一张帕梅拉为我们描画的路线图,在它的指引下,我们的孩子将走进游戏的世界。"

—— 朱莉·唐纳利(Julie Donnelly)博士,密苏里州哥伦比亚市孤独症支持服务机构

"《孤独症儿童同伴游戏干预指南:以整合性游戏团体模式促进社交和想象力》这本书如同信息宝库,收集了IPG课程的各个要素……向我们简单明了地展示了所推荐的IPG课程和环境设计,提供了易于使用的评估工具,以及关于游戏和沟通干预策略的基本指导……帕梅拉·沃尔夫伯格的游戏引导方法是独特的,它鼓励并促进新手和高手游戏者之间的真正游戏。孩子们不仅可以学会如何一起游戏,还能学会如何在游戏中相处……作为一名IPG向导和IPG向导的督导,我发觉书中内容不仅广博,易于使用,而且用途广泛……"

—— 泰蕾兹·奥康纳(Therese O'Connor),IPG督导/首席游戏向导

"沃尔夫伯格的整合性游戏团体模式从根本上改变了我教导社交技能的方式。在使用IPG模式之前,我一直使用高度结构化的、成人主导的方法。现在我学会了如何依据每个孩子的独特兴趣,为他们的游戏提供鹰架式的支持,我的学生们的社交和游戏技能也都取得了不小的成果!"

—— 梅丽莎·维拉(Melissa Willa),旧金山联合学区教师

"我太喜欢这些技巧了!作为一名特殊教育老师,我必须走进那些难以接近的孩子们的世界才能够教导他们。借助沃尔夫伯格博士的方法,我成功地让孤独症儿童与其同伴开展团体游戏。在这些每节时长三十分钟的课程里,我不仅目睹了精彩的互动时刻,还走进他们的生活。"

—— 凯瑟琳·拜恩(Kathleen Byrne),早期儿童教育专家

"《孤独症儿童同伴游戏干预指南》这本书条理清晰，可以说是帮助我指导孩子进行游戏。由于能够为接下来的游戏团体课程提前做好计划，我相信所有的游戏者都能从这段高品质的游戏时光中受益匪浅。这样的游戏团体充满活力且在不断发展，即便在游戏课程之外，比如在操场上及教室中时，高手游戏者也很愿意去接纳新手游戏者。他们在一起玩得很开心！"

——西尔维亚·韦曼（Sylvia Weinmann），旧金山联合学区孤独症教育专家

"感谢帕梅拉·沃尔夫伯格为孤独症儿童找到了一种精彩而有趣的学习方法，教会他们游戏和交友。这个方法还可以用于识别、引导和追踪孩子的进步。作为家长，我感到由衷的高兴，因为通过这个方法我的孩子和高手游戏者一样，从游戏中获得了更多体验：倾听他人的想法，在游戏中接纳所有人，并将平平无奇的活动变成有创意的、有趣的活动。这些体验无疑将伴随他的一生。"

——阿曼达·厄尔（Amanda Earl），一名10岁阿斯伯格综合征儿童的家长，旧金山社区咨询委员会前主席

"学习如何促进游戏团体的发展，对我来说是一次再美妙不过的经历了。目前，我已经成功地运作了三个游戏团体。所有孩子们的进步都令人惊叹。感谢沃尔夫伯格博士，让我在促进儿童间的交往上发挥了积极作用。"

——蒂凡妮·肯德尔（Tiffany Kendall），融合教育专家

"……沃尔夫伯格博士这部正当其时的著作填补了我们的教育和治疗模式中的一个关键性空白——支持孤独症儿童与同伴在自然环境中进行社交互动。《孤独症儿童同伴游戏干预指南：以整合性游戏团体模式促进社交和想象力》这本书为我提供了必要的信息、工具和指导，以帮助普通学生更好地理解孤独症学生并与其进行沟通，同时也帮助孤独症学生更加成功地与同伴互动。对于那些想要实现孤独症儿童有效融合的教育者、家长、行政人员、治疗师、干预者或政策制定者，这本书至关重要。"

——安德鲁·沙汉（Andrew Shahan），早期儿童特殊教育工作者

"我在培训中正式担任了五个月的游戏向导。我发现新手和高手游戏者之间建立起了不可思议的社交关系。我强烈推荐本书，这是一份绝妙的指南，无论你是否参加过帕梅拉的培训班，你都会从这份指南中获益颇丰。"

——林妮·杨（Lynne Young），中度/重度残疾人教育专家

致孩子们
你们的社交和想象力的世界
植根在我的内心和灵魂深处

致我所有的兄弟姐妹们
是你们成就了我人生中的第一个游戏圈

致　　谢

我要感谢让本书得以出版的众多支持者。我深深地感谢所有允许我探索他们的游戏文化并记录下他们故事的孩子们。我还要衷心感谢他们的家人，因为他们不计得失地付出了耐心、理解和支持。

我永远感激我最亲爱的导师与合作者安娜·舒勒（Adriana Schuler）和泰蕾兹·奥康纳（Therese O'Connor），他们的心声贯穿全书。如果没有他们的智慧、毅力和不懈的鼓励，这项工作几乎是不可能完成的。

我也想衷心感谢许许多多才华出众的从业人员，是他们帮助我们完善了操作方法。特别感谢塔拉·图赫尔（Tara Tuchel）毫无保留地分享了她作为见习游戏向导的经验——她无疑是所有人的榜样。感谢儿童发展之途的格伦达·夫格（Glenda Fuge）和丽贝卡·贝瑞（Rebecca Berry），她们以临床专业经验创办了一个最优秀的课程。

非常感谢来自以下学校和项目的支持者们：英国伦敦肯辛顿孤独症援助中心，苏格兰克拉克曼南郡委员会心理服务项目，加拿大安大略省埃里诺阿卡幼儿孤独症服务中心，英国埃塞克斯郡委员会学习服务项目，加州伯灵格姆希望科技学校，加州马林郡学校，加州贝尔蒙特菲尼克斯教育中心，德州休斯敦第四区教育服务中心，德州奥斯汀第八区教育服务中心，加州圣布鲁诺公园学区，加州旧金山联合学区，加州圣马特奥县学校，加州圣克拉里塔学区，中国台北师范学院，美国明尼苏达州双城孤独症协会，加州半月湾羽翼学习中心，印度尼西亚孤独症协会。

我还要深深感谢我的同事和以前共事的教授们，他们在这项事业的各个阶段提供了颇具见地的评论和支持：约瑟夫·坎皮奥（Joseph Campione）、朱莉·唐纳利（Julie Donnelly）、谢丽尔·弗莱彻（Cheryl Fletcher）、让·贡西耶-耶丁（Jean Gonsier-Gerdin）、米米·洛乌（Mimi Lou）、洛林·麦克卡尼（Lorraine McCune）、凯瑟琳·奥菲尔（Kathryn Orfirer）、查尔斯·佩克（Charles Peck）、凯西·普瑞特（Cathy Pratt）、巴里·普里赞特（Barry Prizant）、苏珊·彭伯顿（Suzanne Pemberton）、凯思琳·奎尔（Kathleen Quill）、凯西·斯莫尔（Kathy Small）、詹姆斯·斯通（James Stone）、杨宗仁（Tsung-ren Yang）和克雷格·让切尔（Craig Zercher）。我还要感谢切里莎·麦克

尼科尔斯（Cerissa McNichols）、艾米莉·伯内尔·彼得鲁（Emily Burnell Petrou）和简·西斯格尔（Jane Schisgal）在媒体制作和研究方面提供的协助，以及奥尔加·诺曼（Olga Norman）为整合性游戏团体项目做出的平面设计创作。

我要为罗伯特·盖洛德-罗斯（Robert Gaylord-Ross）、詹姆斯·罗素·波德拉茨（James Russell Podratz）和卡洛斯·巴雷罗（Carlos Barerro）特别献上一份衷心的感谢，他们在本领域中发挥的天赋将会被永远珍视并随游戏团体的精神而流芳。

我要感谢美国孤独症协会的格兰娜·B. 柯林斯奖学金基金会（Glenna B. Collins Scholarship Foundation of the Autism Society of America）、伊利诺伊州孤独症协会的桑德拉·L. 贝利纪念基金会（Sandra L. Bailey Memorial Fund of the Illinois Autism Society）和旧金山教育基金会（San Francisco Education Fund）的慷慨捐助。

我还要衷心感谢科尔斯顿·麦克布莱德（Kirsten McBride）、布伦达·史密斯·迈尔斯（Brenda Smith Myles）和基斯·迈尔斯（Keith Myles）对本书稿进行了细致地阅读，认真仔细地编辑，见证了这部著述的完成。还要感谢塔潘·金（Kim Tappan）和艾迪·莫拉（Eddy Mora）所创作的插图和封面设计。

最后，我永远感谢我的家人、朋友和忠实的爱犬，感谢他们在我的工作中给予我无条件的支持、友谊和爱。

帕梅拉·J. 沃尔夫伯格

（Pamela J. Wolfberg）

前　　言

帕梅拉·沃尔夫伯格是我十五年前在旧金山州立大学前途远大的学生之一，即使不是命中注定，我也非常荣幸成为她的专业教授和导师。孤独症谱系障碍儿童的沟通行为与社交一直都是我培训与研究的重点。儿童期孤独症也一直是我主要的兴趣和比较拿手的专业领域之一。据传帕梅拉的课堂吸引了一大群确诊的典型孤独症学生和具有孤独症特征的学生。帕梅拉所在的学校离我的大学校园很近，这所学校已经成为当地学区融合教育的首要试点，并且以其全面的残障意识教育课程而远近闻名。帕梅拉曾将她的意图告诉我，她想利用这个机会尝试让孤独症学生与普通同伴进行互动。受到她早年游戏经历的鼓舞，帕梅拉将游戏区布置得极具吸引力，并邀请普通儿童在课间休息时经常到游戏区与孤独症学生一起游戏，然后将这些整合性游戏活动转化成组织更加严密和系统的课程活动。帕梅拉希望创建一个微型的游戏社区，在这个社区里，每三个同伴一组，一共两组，每组分别与她的两名学生在高度结构化但由儿童主导的游戏团体里展开互动，每周两次。

在饱读大量的专业文献之后，对于教会主要障碍在社交与想象力方面的孩子玩假扮游戏，我不抱太大的希望。尽管如此，我仍然鼓励帕梅拉，因为我相信，即便玩不了假扮游戏，即便所有的游戏活动都是事先编排好并死记硬背其流程的，仅仅是跟普通同伴一起参与这样有趣的活动，也可以减少这些孩子的社交孤立并帮助他们培养起一些娱乐技能。

所幸的是，事实证明我错了；一旦在密集的初期训练课程中获得了多重支持以后，她的学生变得远比我想象得更有能力。更令人高兴的是，当帕梅拉的学生专注于与同伴进行有趣的游戏互动时，局外人很难分辨出哪些是她的学生，喜悦洋溢在他们的脸上，他们说起话来似乎也不再"僵化呆板"。

然而，尽管取得的进步令人鼓舞，但这些游戏活动是否可以持续下去尚不可知。最重要的是，帕梅拉及其他旁观者都很难解释游戏团体模式之所以有效的原因，也难于培养那些想要追随其足迹的后来人。当时还没有任何建立游戏团体的指导方针或者原则，更不用说是实操类的指南了。这本指南花费了作者十五年的心血，才得以使理论跟上实践的步伐。其中的原则是大量研究和艰苦努力的结晶。 现在，凭借博士论文和诸多视频、讲座、书籍和随后发表的文章，帕梅拉终于能够带领别人进入她的王国了。

帕梅拉完成了令人赞叹的杰作，将这个基于课堂实践的直觉灵感转化为一种正式的、可供研究的实用指南，不但能与他人分享她的实践经验，而且也让她自己的知识与理解日臻完善。这本实用指南的出版在十五年前是无法想象的，它是一本定性与定量研究并重、讲述课堂经验与实践反思的指南。敬请探索并乐在其中吧！

安娜·L. 舒勒博士

（Adriana L. Schuler, Ph.D.）

目　录

序言 1

第一篇　探索游戏的精髓：整合性游戏团体模式的基本概念

第一章　游戏和孤独症谱系的本质 3
　　　　孤独症谱系障碍简介 4
　　　　游戏的发展形式及其变化形态 7
　　　　同伴文化对儿童游戏的影响 15
　　　　本章总结 16

第二章　游戏为先 17
　　　　什么是游戏？ 18
　　　　游戏在童年中的重要地位 19
　　　　引导同伴游戏的技巧 23
　　　　IPG 模式的基本特征 25
　　　　本章总结 29

第二篇　游戏舞台的布置：整合性游戏团体课程和环境设计

第三章　整合性游戏团体的组织筹划 33
　　　　确认整合性游戏团体模式是否适合某位儿童 35
　　　　启动过程 35
　　　　制订整合性游戏团体行动方案 36
　　　　团队规划 37
　　　　指定角色和责任 37

		其他计划事项	40
		本章总结	42
第四章		游戏成员的招募和准备	43
		团体构成	44
		选择兴趣相投的游戏成员	45
		招募游戏成员	48
		相关宣传：孤独症以及多元包容的社会意识	51
		游戏团体的新生训练	55
		本章总结	58
第五章		布置游戏环境	59
		选择合适的场所	60
		设计游戏区域	61
		选择游戏材料	64
		推荐的游戏材料	66
		本章总结	71
第六章		组织游戏课程	73
		制定时间表	74
		游戏团体规则	76
		开始和结束的仪式	76
		增强团体认同感	81
		本章总结	85
本篇资源	动手活动		86
		IPG 课程和环境设计工具	87
		实操练习 1 ~ 9	91

第三篇　在游戏中观察儿童：整合性游戏团体评估

第七章		进行质量评估	103
		IPG 评估方法的关键要素	104
		IPG 观察标准	106
		IPG 评估	111
		本章总结	125
本篇资源	动手活动		126
		评估工具	127
		实操练习 10 ~ 11	138

第四篇 游戏中的引导式参与：整合性游戏团体干预

第八章 监控游戏发起行为 ········· 143
- 进入游戏向导的角色 ········· 146
- 识别游戏的发起行为 ········· 148
- 解读游戏的发起行为 ········· 149
- 回应游戏的发起行为 ········· 150
- 本章总结 ········· 152

第九章 鹰架游戏 ········· 153
- 最大限度的支持：指导和示范（舞台导演） ········· 155
- 中等程度的支持：言语和视觉提示（教练） ········· 157
- 最小限度的支持：待命状态（安全堡垒） ········· 159
- 本章总结 ········· 161

第十章 社交沟通指导 ········· 163
- 社交沟通提示 ········· 164
- 选择相关的提示 ········· 165
- 量身定制视觉提示卡和海报 ········· 165
- 引入社交沟通提示 ········· 168
- 强化社交沟通提示 ········· 169
- 本章总结 ········· 169

第十一章 游戏引导 ········· 171
- 导向 ········· 172
- 镜像模仿 ········· 174
- 平行游戏 ········· 174
- 共同焦点 ········· 175
- 共同行动 ········· 176
- 角色重演 ········· 176
- 角色扮演 ········· 177
- 本章总结 ········· 179

第十二章 儿童游戏实例 ········· 181
- 卢娜的游戏案例 ········· 182
- 麦克斯的游戏案例 ········· 184
- 保罗的游戏案例 ········· 186
- 本章总结 ········· 189

本篇资源 动手活动 ··· 190

  IPG 干预工具 ··· 191

  实操练习 12～14 ·· 194

后记 ··· 199

附录 A   孤独症同伴关系与游戏研究所整合性游戏团体中心 ················ 203

附录 B   整合性游戏团体模式的有效性研究重点 ······························ 207

序　言

绝妙的游戏

我们搬来卧室的椅子，
在楼梯上把大船搭建，
用柔软的枕头填满大船，
迎着滚滚巨浪勇往直前。

我们有锯子和几根钉子，
还有些水装在小桶里面，
汤姆提议："让我们再去
拿一个苹果和一块糕点。"
这些装备就足够我和汤姆
一直航行到吃茶点的时间。

我们航行了一天又一天，
经历了许多奇妙的冒险；
可汤姆落船摔伤了膝盖，
我只好一个人留了下来。

——罗伯特·路易斯·史蒂文森《一个孩子的诗园》[①]

看着孩子们做游戏，大多数人都会产生愉悦和喜乐的感觉。当我们在思索这种感觉源起何处时，很可能会触及我们自己童年游戏的记忆，许多人都不禁会想起某位特别的玩伴、某件最喜欢的玩具、

---

① 编注：此处诗歌译文引用自2018年云南美术出版社出版的《一个孩子的诗园》。

某个秘密的藏身处和某段宝贵的时光，那时，除了我们心中的梦幻世界和好友们之外，别的都无关紧要。我们之中的有些人甚至巴不得可以回到从前，重返那段单纯、快乐的时光，曾经的我们以为这样的日子永远也不会结束。

现在请试想一个没有游戏带来欢乐和感动的童年，一个缺乏好奇心、不懂象征性意义的枯燥童年，一个没有任何玩伴或朋友的童年。很多人可能已经注意到了有这么一群孩子，他们游戏、社交的方式异于常人，他们看上去不知所措、心烦意乱或者不愿意与同伴为伍。看着他们重复那些看似漫无目的的动作或痴迷于特定物品或主题时，我们可能甚至难以忍受。他们也会因为独特的游戏方式而被同伴排斥在外——在游乐园和其他社交聚会场所的外围独自游荡。

多年来，我和同事在各种不同的社会和文化环境中观察了不计其数的孩子们。在观察孩子们游戏和社会交往时，一旦他们掌握了一定的自主权，我们很容易就能发现哪些孩子在茁壮成长，哪些孩子的发展存在风险。孤独症谱系障碍儿童是面临最大风险的群体之一，因为他们在学习以社交和想象的方式做游戏方面面临着严重的挑战。

孤独症是一种阻碍儿童自发地发展互惠性社交互动（reciprocal social interaction）、沟通、游戏和想象力的疑难杂症。孤独症的标志性特征包括"缺乏多样性的、自发性的假扮游戏"，以及"未能建立起与发展水平相适应的同伴关系"（American Psychiatric Association，以下简称 APA，2000）。许多孤独症谱系儿童（包括阿斯伯格综合征和广泛发育障碍的儿童）花了太多的时间独自去进行重复性的且缺乏想象力的活动。如果不加以恰当地干预，他们很容易被排斥在同伴群体之外，从而导致其游戏生活极度贫乏。

游戏作为一种植根于社会和文化的活动方式，其意义是深远的，儿童会在游戏中获得象征性能力、人际交往技能和社会性知识（Vygotsky, 1966, 1978）。此外，同伴在提供促进儿童学习和发展的机会上发挥着独特的作用，而这些都是成人无法比拟的（Hartup, 1979, 1983; Wolfberg et al., 1999）。通过在游戏中分享经验，儿童获得了很多关联技能，而这些技能对于获得社交能力并结成有意义的友谊关系是必不可少的。特别是在社会性假扮游戏的情景中，儿童会在发挥他们想象力的同时，练习并掌握这些技能。但孤独症谱系儿童很难像普通儿童一样从游戏中获益。

关于本书

《孤独症儿童同伴游戏干预指南：以整合性游戏团体模式促进社交和想象力》是一本供从业人员和照顾者使用的实用指南，旨在解决孤独症谱系儿童在处理同伴关系时和游戏中所遇到的独特而复杂的挑战。这本实用指南介绍了构成整合性游戏团体（IPG）模式的基本原则、工具和技巧。

创建 IPG 模式是出于对许多儿童的深切担忧，因为他们缺少同伴游戏的经历，而这些经历却是童年的重要组成部分。IPG 模式旨在支持不同年龄和能力的孤独症儿童（新手游戏者）与普通同伴和兄弟姐妹（高手游戏者）共同享有游戏的体验。在一名合格的成人协助者（游戏向导）的引导下，孩子们组成的小团体定期聚在一起游戏。精心构建支持系统以引导儿童的社交和想象力，重点在于最大限度地发挥儿童的发展潜力以及调动他们在游戏、社交以及与同伴建立有意义的关系方面的内在愿望。另一个也很重要的目的是教导同伴团体更好地接纳、回应和包容那些以不同方式交往和游戏的儿童。

为了能更适应孤独症谱系障碍知识快速的普及以及十多年以来新增的研究和实践成果,IPG 模式自创建以来经历了多次变革①(有关 IPG 模式有效性的研究综述详见附录 B)。该模式的目标和方法与美国国家研究院孤独症儿童教育干预委员会(Committee on Educational Interventions for Children with Autism by the National Research Council, 2001)最新的研究结果一致。在这份开创性报告中,作者甚至将教导同伴游戏的技能列为孤独症谱系障碍儿童教育项目优先考虑的六种干预方式之一。

IPG 模式的优势在于其融合了相关的哲学、理论、研究和实践(参见下图)。该模式根植于游戏在儿童期具有重要意义的理念。同时,该模式也将当前的理论、研究和最佳实践作为指导,这些理论、研究和最佳实践会反映出在儿童发展、文化和社会政策背景下我们对游戏和孤独症谱系本质的理解(关于指导理论、研究和实践的深入探讨,见 Wolfberg, 1994, 1999)。在 IPG 模式的概念中,不可能剥离这些理论、研究和实践,因为它们不断地相互补充,它们之间具有相辅相成的关系。

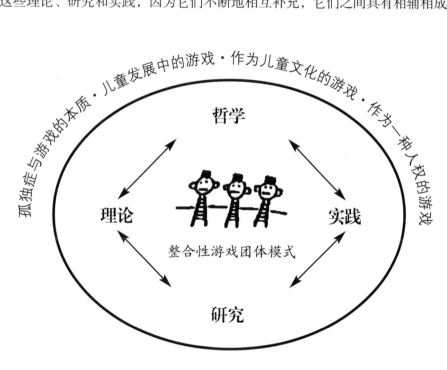

IPG 模式的统一原则

《孤独症儿童同伴游戏干预指南:以整合性游戏团体模式促进社交和想象力》这本书代表了整合性游戏团体模式的最新发展成果,该书以获奖的研究成果(Wolfberg, 1999)为基础,是我首部著作《孤独症儿童游戏和想象力》②的姊妹篇。本书承接上一本书中未尽的内容,将理论转化为有效且有意义的实践。

---

① 原注:整合性游戏团体模式作为由旧金山教育基金提供部分资金的试点项目之一,起源于 1987 年,随后经美国教育部的拨款(合同号 H086D90016),该模式得到部分扩展及支持。本书所述观点或意见并不一定代表美国教育部的官方政策。
② 编注:《孤独症儿童游戏和想象力(第 2 版)》(*Play and Imagination in Children with Autism, Second Edition*)简体中文版由华夏出版社于 2017 年出版。

编写本书的一个主要目的是扩展和完善现有的针对孤独症儿童的最佳干预的实操方法。我真诚地希望它能激励大家为儿童在学校、家庭和社区环境中创建同伴游戏团体。本书只是为 IPG 的实践提供了一个起点，接下来的正式准备工作才是确保该模式运行质量的关键。为此，我热烈欢迎任何有兴趣的人士参加由孤独症同伴关系与游戏研究所的整合性游戏团体中心开办的研讨会或课程（详见附录 A）。

本着游戏的精神，我鼓励大家探索本书中介绍的概念和方法——在学习如何引导儿童进入社交和想象力的世界的同时，去创新、去尝试，并且乐在其中。

本书的结构

本书分为以下四篇。

第一篇《探索游戏的精髓：整合性游戏团体模式的基本概念》提供了一个理论框架。第一章探讨了孤独症谱系的本质和儿童在游戏中所经历的复杂问题（无论有没有同伴）。第二章从多重角度审视游戏，介绍了整合性游戏团体模式的主要原则和概念。正是在这个概念框架下，我们使用同伴游戏培养儿童的社交能力和想象力。

第二篇《游戏舞台的布置：整合性游戏团体课程和环境设计》对如何开展游戏团体课程进行了具体的指导。第三章主要描述了整合性游戏团体的组织筹划过程。第四章着重于介绍游戏成员的招募和准备。第五章着重讨论为整合性游戏团体布置游戏环境的具体工作。第六章的重点放在组织游戏课程上。在第二篇的最后，介绍了与评估工具和实操练习相对应的动手活动，为整合性游戏团体模式的设计提供支持。

第三篇《在游戏中观察儿童：整合性游戏团体评估》介绍了用于整合性游戏团体质量评估的工具和技术。第七章通过介绍观察标准和相应的工具，详细探讨了评估方法。在第三篇的最后，介绍了与评估工具和实操练习相对应的动手活动，以指导评估过程。

第四篇《游戏中的引导式参与：整合性游戏团体干预》介绍了针对整合性游戏团体采用的主要干预措施。第八章重点介绍了监控游戏的发起行为的操作方法。第九章描述了鹰架游戏的操作方法。第十章集中介绍了社交沟通的指导策略。第十一章论述了一系列游戏引导的技巧。最后，第十二章使用实例说明如何在整合性游戏团体中结合这些不同的实操方法去帮助不同年龄和能力的儿童。在第四篇的最后，介绍了与干预工具和实操练习相对应的动手活动，以指导干预过程。

本书以后记和附录[①]结束，其中包括了提供进一步指导和支持的其他信息和资源。[②]

[①] 编注：本书附录 C 已转为在线资源，可关注微信公众号"华夏特教"查看获取。
[②] 原注：本书中的人名和地名已做更改，以保护有关人员的隐私。

第一篇

探索游戏的精髓

整合性游戏团体模式的基本概念

我们不会因衰老而停止游戏，我们却会因停止游戏而衰老。

——乔治·柏纳德·萧

第一章

游戏和孤独症谱系的本质

本章重点

本章主要介绍了孤独症谱系的特征和孤独症儿童在游戏（无论有无玩伴）中遇到的复杂问题。以下主题是本章讨论的重点：

- ▶ 孤独症谱系障碍简介
- ▶ 游戏的发展形式及其变化形态
- ▶ 同伴文化对儿童游戏的影响

【案例摘要】

杰米——一位人称小萨尔瓦多·达利①的男孩

我第一次见到杰米还是在他参加我任教的一所公立小学的孤独症儿童教学课程的时候。当时他只有六岁，却让我回忆起自己的童年时光，那时总是有朋友们围绕在身边，我与他们一起在想象中搭建游戏世界。但友谊和假扮游戏却并非杰米早期童年经历的一部分。他的父母和老师称他是一个被动的、生活在他自己世界里的孩子。他只接受并享受特定方式的身体接触，包括被照顾他的大人们抱起和搂在怀里，但几乎不会主动与他们产生任何社交互动。杰米虽然有时候也会远远地看着他的同伴们，但他从来不会主动去接近或跟他们互动。

杰米对时间异常痴迷。当可以自由选择游戏材料时，他对进行与时间相关的仪式化活动有着极大的热情。他绘制各种各样的日历、时间表和时钟。在游乐室，他周围总是摆满了五颜六色的粉笔，他尽情描绘着如画家萨尔瓦多·达利的著名画作《记忆的永恒》里那样扭曲的时钟。在教室里，他喜欢将饮料摔向墙上的大挂钟。每当劝他不要这样做的时候，他都会发出一阵爆笑。杰米对时间的迷恋让每一个戴着手表的人都成了他恶作剧的对象，因为他会突然抓起他们的手腕，仔细端详手表这个令他难舍之物。

不熟悉杰米的孩子们都觉得他的行为不可理喻。绝大多数的同伴们选择忽视或者躲开他，但还是有一些孩子戏弄和嘲笑他。这样一来，杰米有限的游戏和社交能力不仅加重了他在社交方面的孤立状态，也让他跟其他孩子们之间的差别更加突显。

厘清孤独症谱系障碍儿童在游戏中经历的各种各样的问题（无论有无玩伴）成为摆在理论工作者、从业人员和家庭成员面前的重大挑战。一个很常见的错误观念是孤独症儿童因其生理状况而缺失游戏能力，所以他们会有意识地选择独自一人，而不是与同伴们为伍。但是研究和经验告诉我们，这些孩子跟普通儿童一样，不仅存在玩游戏、建立友谊和接纳同伴团体的内在需要，也拥有这方面的能力（回顾参见 Boucher, 1999; Wolfberg, 1999; Bauminger & Kasari, 2000）。尽管如此，还是有很多障碍阻止了孤独症儿童获得那些可以发挥其游戏潜力的技能。所以，研究孤独症谱系儿童游戏天性的发展可能有助于搞清楚如何才能更好地让他们克服这些障碍。

孤独症谱系障碍简介

孤独症是一种通常在孩子三岁前就会显现，且会伴随其终身的发展性障碍。作为一种影响脑部功能正常运作的复杂症状，孤独症造成孩子在行为、学习和发展等许多方面的障碍。

"谱系障碍"的意思

孤独症通常被描述为一种"谱系障碍"，是指个体在日常生活中存在广泛性的适应性和功能性

---

① 译注：萨尔瓦多·达利（Salvador Dalí）是著名的西班牙超现实主义画家。

障碍，而障碍的程度由低到高，可以被看成一个谱系。在孤独症谱系里面，儿童会表现出从轻度到重度不同的特定行为组合的障碍。而且，这些症状和障碍程度的表现也许会在其一生中发生改变。这些变量的存在使得准确诊断孤独症变得十分复杂（Szatmari, 1992; Wing & Attwood, 1987）。

早期发现

孤独症谱系障碍儿童在婴儿早期看上去并无异常。可察觉的征兆通常在大约18个月大时开始表现出来，比如，未能发展出用手指指物、注意力共享、模仿或者理解他人的情感表达的能力。在24到30个月大的时候，谱系儿童在发展上已经明显表现出迟缓和差距，特别是在社交互动、沟通和游戏等方面（Siegel, 1996）。

核心特征

孤独症的特征是在互惠性社交互动、沟通和想象力方面存在所谓"三合一障碍"，这些障碍通常与其他突出的问题有关（APA, 2000; Wing & Attwood, 1987）。孤独症儿童在行为、兴趣和活动上尤其表现出局限、重复和刻板的模式。他们还在触觉、视觉、听觉、味觉和嗅觉等五种感觉中表现出一种或多种感觉失调（APA, 2000），以及在认知与理解自己和他人的心理状态（如感觉、欲望、意图、信念）上能力有限。后者会影响他们解读和预测社交行为的能力，也就是所谓"心理理论"①（Baron-Cohen, 1995; Baron-Cohen, Leslie, & Frith, 1985）的能力。（参见表1.1）

正是由于这些障碍，孤独症人士在跟他人沟通和融入外部世界时困难重重。他们在回应他人时很可能表现异常，痴迷于特定物品以及出现奇特的肢体动作。他们中很多人对常规惯例的改变表现出不安和抗拒。一些人甚至还会出现攻击性或者自伤性行为。虽然这些症状可能会随着年龄增长而有所减轻，甚至消失，但社交问题却会一直持续到成年期，只不过有时会以不太明显的方式而存在（Frith, 1989; Siegel, 1996）。

孤独症特征与游戏的关系

根据孤独症的定义，"缺乏变化的、自发性的假扮游戏"和"无法建立起与发展水平相符的同伴关系"也是孤独症的特征（APA, 2000, pp. 66-67）。虽然孤独症谱系儿童彼此各不相同，但作为同一群体，他们在发展社会性和象征性游戏能力上却面临着同样的挑战。普通儿童的游戏充满社交意味且想象力丰富，与之形成鲜明对比的是，孤独症儿童的游戏方式则显得相当单一和呆板，明显缺乏自发性、多样化、灵活性、想象力以及互动性（参见第二章关于游戏的定义）。毋庸置疑，孤独症儿童在游戏中所遭遇到的困难与其障碍的核心特征之间具有密不可分的内在联系。（参见图1.1）

---

① 编注：theory of mind，也译为"心智解读""心智理论"。

表 1.1　孤独症谱系障碍的核心特征

主要挑战	特征
社交互动	·难以使用诸如目光接触、面部表情、身体姿势以及手势等非口语的社会性提示去调整社交互动 ·无法建立起与发展水平相符的同伴关系 ·不能自发地与他人分享乐趣或者兴趣 ·缺乏社会性或情感性的互动
沟通	·口语发育延缓或无口语，且未试图使用诸如手势或动作等替代性沟通方式作为弥补手段 ·无法维持与他人的交谈 ·刻板、重复和怪异的语言模式——不按常用的语意去使用语言
想象力	·缺少与其发展水平相符的多样化、自发性的假扮游戏或社会性模拟游戏 ·望文生义式的理解
狭窄的、重复的和刻板的行为、活动、兴趣模式	·以异常的强度或执着痴迷于狭窄的兴趣 ·刻板地固守于特定的、非功能性的常规活动或仪式 ·刻板和重复的机械式动作（例如：拍手、晃手指、晃动全身） ·对物品的某些部件持续痴迷
感觉	·视觉、听觉、触觉、嗅觉和味觉过度敏感或过度迟钝
心理理论	·无法理解他人的社交视角 ·无法辨识或理解他人拥有与自己不同的感情、欲望和信念 ·很容易被捉弄和上当受骗

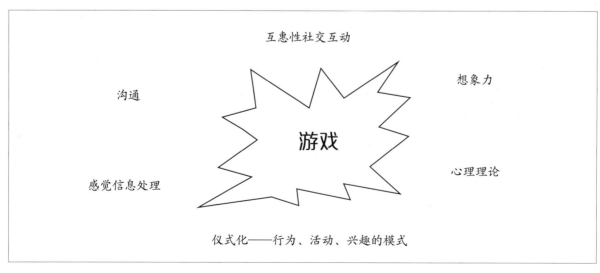

图 1.1　孤独症特征与游戏的关系

游戏的发展形式及其变化形态

【案例摘要】

普通儿童的游戏发展形式

亚历山德拉是一位普通儿童。回顾她的发育轨迹，我们看到的是丰富多彩的游戏生活写照。

- 10个月时，她跟保姆玩捉迷藏和假装做蛋糕的游戏。
- 2岁时，她和表姐妹们一起玩，可以将沙子在不同大小的塑料容器中倒来倒去。
- 4岁时，亚历山德拉和她的幼儿园同学一起玩过家家，假装在炉子上做饭。
- 7岁时，她跟她的好友们一起把她的卧室装扮成一所医院，照顾她所有的毛绒玩具和想象中的乌龟。
- 10岁时，亚历山德拉和妹妹玩的游戏更为复杂，她们在游戏中约定暗号，使用藏宝图。

追踪普通儿童的象征性和社会性游戏历程有助于我们了解普通儿童的游戏形式及孤独症儿童的游戏变化形态的背景知识。普通儿童在游戏能力上的发展，也会反映出他们对物品理解的增进，对自己和他人社会性意识的提升以及对成人和同伴情感依恋和联结的加深。随着孩子的成长，游戏的形式、功能和复杂程度也发生了很大的改变。

人们普遍认为，游戏技能的发展顺序是大体一致的（Garvey, 1977; Piaget, 1962; Rubin, Fein, & Vandenberg, 1983; Vygotsky, 1978; Westby, 2000）。在不同的年龄阶段，会发展出不同形式的游戏技能，这些技能又会在不同时期发展成熟，其中许多形式会以某种方式延续一生。但是，有一点我们应该知道，游戏技能并不是一套单独的技能，它的发展离不开其他方面的发展基础，其发展轨迹也不是一步步沿直线向前行进的。相反，就像行为和发展的其他方面一样，游戏技能的"基础和源头是（语言）、认知、情感和社交互动各方面发展交织而成的关系网……"（Bloom & Tinker, 2002, pp.5-6）。游戏技能就像是一幅精美的挂毯，千丝万缕、层层叠叠，每一层，无论是颜色还是纹理，都和上面一层交织在一起，最后才渐渐显现出一幅复杂的图案。表1.2概括了普通儿童的游戏形式及孤独症儿童的游戏变化形态。

普通儿童游戏的象征性层面

游戏的象征性层面反映了游戏的认知特征遵循发展规律。虽然游戏的早期特征最初模糊不清且难以辨识，但是随后逐渐差别化和清晰起来。特别是在学龄前阶段，儿童变得越来越主动游戏，游戏种类多样、精细，有代表性和综合性。到了童年中期，儿童的游戏能力已经完全成熟，并且以更加复杂的方式持续发展。

操作性游戏（manipulative play）。婴儿从出生开始就通过感官认识物品、自我和他人，当他们从这些探索体验中发现乐趣时，操作性游戏（也称探索性游戏或感官运动游戏）行为就已显现。游戏行为一开始是反射性的，因为婴儿全身都动起来并用嘴巴和手做出某些动作，这是为了回应身体的感觉。当婴儿做出某些身体动作（例如，踢一个用丝带绑在婴儿腿上的活动装置）时（Watson, 1976），哪怕他们仅有8周大，也能以微笑和叽叽咕咕的声音做出回应。当他们参与的活动还涉及这类身体动作和对身体部位的感官探索时，他们很快就能从中发现乐趣。婴儿在操控物品上的行为会逐渐差异化、常态化以及有组织性。最初简单的操作是以一种看似随意或偶然的方式施加于单个物品，如凝视、嘴咬、轻拍、挥舞、抓握、摇动、拍打、转动和丢掉。通过反复的动作，婴儿学会了预估他们的行为对这些物品产生的作用，进而开始探索物品的关系属性，例如，将两块积木撞击到一起、拉扯、转动门把手、搬移、装填和倾倒，在这个过程中他们也逐渐地掌握更加复杂的玩法。操作性游戏提供的感官体验帮助婴儿感知物品的物理属性。

功能性游戏（functional play）。孩子在快满一周岁的时候开始展现出自发参与到功能性游戏中的能力。在这种类型的游戏中，孩子们能够恰如其分地使用一个物品或者将两个或两个以上的物品按其常规的联系加以处置，比如，在地板上推玩具小汽车或将杯子放置在茶碟上（Sigman &

表1.2 普通儿童的游戏形式和孤独症儿童的游戏变化形态

游戏领域	普通儿童的游戏形式	孤独症儿童的游戏变化形态
象征性层面	·遵循自然发展规律自发前进 ·感官探索/操作性游戏从无差别、重复的行为发展到不同的行为及其组合 ·功能性游戏从简单向复杂发展，且反映延迟模仿的游戏方案更具多样性 ·象征性假扮游戏，通过改造物品、装扮自己和他人以及创造想象中的角色和场景，游戏脚本从简单向复杂且情节连贯的方向发展	·在发展中出现延迟或者异常 ·刻板的感官探索/操作性游戏极为频繁地发生，却很少有创新行为和组合行为 ·很少自发进行功能性游戏，对游戏机制缺乏整合，游戏中很少出现新行为和施加于玩偶的行为 ·几乎不进行自发性的象征性假扮游戏，游戏内容缺乏灵活性、望文生义、松散，在游戏创新、整体计划和组织安排方面存在困难
社会性层面	·在跟成人和同伴的早期社交互动中明显表现出共同注意力、自发性的模仿、情感性回应等 ·与同伴自发地进行游戏，随着年龄的增长，游戏呈现社交复杂性和连贯性 ·社交能力强的儿童更易被接纳并融入同伴游戏文化	·在共同注意、自发性的模仿、情感回应等方面存在问题，早期就显现出来并持续存在于其社会性游戏之中 ·同伴游戏的自发发展受到损害，变为孤立型、被动型、主动古怪型等社会性游戏形式 ·由于缺乏社交能力，被同伴忽视或者被排斥于游戏文化之外的可能性增加了

Ungerer, 1981）。孩子开始使用具有逻辑关联性的物品和玩具（如建构性材料、仿真玩具）进行游戏。功能性游戏从简单到复杂，形式多种多样（Williams, Reddy, & Costall, 2001）。

功能性游戏有时也可以作为一种简单的假扮游戏。也就是说，它包括了一些延迟或滞后模仿的特质，即孩子模仿那些他们在日常生活中施加于物品、自己和他人的熟悉动作。虽然孩子在头脑中已有一幅物品能有什么用的图像，但还不能将物品与使用物品的具体动作区分开来。

功能性游戏包括向建构性材料施加简单或复杂的动作，例如，将小钉敲进钉洞孔里、堆积木、连接火车轨道或拼装乐高。孩子们也许会使用真实的道具重现某个动作，比如，拿扫把去扫地或把洋娃娃放在床上。功能性游戏也有可能包含向自己施加动作，比如，用玩具梳子梳自己的头发、试着戴上帽子、把电话拿到自己耳边并说"喂喂"。最后，一种更加复杂的功能性游戏包括向他人和玩具施加某个动作或者施加的同时伴有简单的剧情，比如，拿起玩具勺子去喂妈妈、梳理洋娃娃的头发、给泰迪熊盖上被子。

象征性的假扮游戏（symbolic-pretend play）。孩子在 2 至 3 岁时开始玩自发的象征性的假扮游戏（又称假装游戏、装扮游戏或者想象性游戏）。莱斯利（Leslie, 1987）描述了象征性游戏的三种基本形式：

- 物品替代，即用一个物品去代表另一个物品（如假装把香蕉当作电话放在耳边）
- 赋予物品不存在或不真实的属性（如假装把一张干的桌子当成是湿的）
- 将想象之物当作真实存在的（如假装空杯子里盛有茶水）

假扮游戏的剧情最初都是围绕着使用真实道具的亲身经历来编排的，比如，给洋娃娃穿上睡衣，为她盖上被子，垫上枕头，并且哄道："宝宝该睡觉了。"随后孩子也会在游戏剧情中加入一些跟他人一起常做的事，比如，跟洋娃娃一起去买菜。

在 3 至 4 岁时，儿童越来越少地依赖仿真玩具或真实的道具去假扮，而越来越多地使用语言叙述和安排游戏剧情。他们已能通过将玩具拟人化和人物戏剧化将自己变换成不同的游戏角色。社会性假扮游戏在这个年龄段十分常见，其主题和情节多来自熟悉的事件的启发或纯粹的幻想。想象中的伙伴也常常是孩子们假扮游戏中的一部分（Taylor, 1999）。

有一种错误认识，即一旦儿童有能力参与"规则性游戏"（如打牌、下棋或有组织的体育比赛），他们就不再去玩假扮游戏了。实际上，很多孩子在童年中期还是会玩假扮游戏，有的孩子会玩得更久。出于社会对他们的要求，学龄期儿童的假扮游戏通常会在暗地里进行（Singer & Singer, 1990）。的确，年龄稍大的孩子也会偷偷地活在他们自己想象的世界中，这并非个别现象。他们也许会基于与好朋友相处的经历，使用玩偶、微缩模型、小发明等创建出精妙而细致的迷你世界（Cohen & MacKeith, 1991），或者他们会以诸如绘画、写作、讲故事和戏剧表演等较为能被社会所接受的方式生活在自己的幻想世界里（Dyson, 1991; Gardner, 1982）。

孤独症儿童游戏的象征性层面

与普通儿童相比，孤独症谱系障碍儿童在象征性游戏中会表现出一系列特质。当他们可以自由游戏的时候，他们往往会花大量的时间独自进行重复性活动（Frith, 1989; Wing, Gould, Yeates, & Brierly, 1977）。很多孩子会执着于某一项或少数几项活动，他们可以一直玩上数小时、数月甚至数年也不改变。一些孩子会被比他们年幼和同龄的儿童爱玩的玩具、活动和主题所吸引，还有一些孩子则会对特殊物品或学究式的主题产生痴迷，难以自拔。

操作性游戏。孤独症儿童玩这类游戏要比玩功能性或象征性游戏的次数多得多，并且其游戏的方式与同龄的普通儿童相比，更加缺乏变化（Libby, Powell, Messer, & Jordan, 1998; Tilton & Ottinger, 1964）。孤独症儿童常常喜欢玩一些能够带来感官刺激的游戏和玩具。很多年幼的孩子会自发地找寻粗大运动或嬉戏打闹的游戏形式，如奔跑、跳跃、旋转和蹦跳。

物品通常是感官探索的焦点。以刻板的方式玩玩具和其他的物品是常被提及的孤独症特征之一（Tiegerman & Primavera, 1981）。刻板玩游戏的方式既包括诸如嘴咬、拍打、扭动、旋转玩具小汽车车轮等简单动作，也包括按照尺寸大小排列物品等更加精细的常规动作和仪式。有些孩子在游戏中操作物品的时候，甚至还表现出了非凡的平衡和协调能力，如把绳子当作套索使用。

【案例摘要】

操作性游戏常规

弗雷迪盘着腿坐在沙箱里，他四周摆放着各种各样的玩具：一把小铲子、一只小桶、一个筛子和很多迷你小汽车。他对这些玩具不加理睬，而是合拢双手从沙箱中挖出一捧粗沙。他目不转睛地盯着自己的双手，当沙子慢慢地从指缝中流下时，他的眼睛和嘴巴也渐渐地越张越大。他将手靠近到自己的脸，以一种近乎呆滞的眼神凝视着沙粒。然后他分开双手，让手中剩下的沙子全部从掌中滑落。他在刚刚堆起的小沙堆上方，缓缓地弹了弹手指，同时也闭上了嘴巴。（Wolfberg, 1999, p.70）

功能性游戏。相比同龄的普通儿童，孤独症儿童自发出现这类游戏的可能性要小很多。尽管如此，他们在常规性地使用物品和玩具并将其组合在一起的时候，仍会展示出这种能力（Jarrold, Boucher, & Smith, 1996）。功能性游戏的动作机制从简单到复杂都有，包括施加于物品、自身和他人的动作。总的来说，孤独症儿童玩功能性游戏的时间较少，并且做出功能性游戏的行为也较少。不仅如此，与普通儿童相比在功能性游戏玩法的多样、精心设计和整合游戏情节方面，他们也表现出了质的差别。此外，他们也很少使用玩偶去玩功能性游戏（Mundy, Sigman, Ungerer, & Sherman, 1986; Sigman & Ungerer, 1984; Williams et al., 2001）。

【案例摘要】

功能性游戏常规

特蕾莎把光着身子的洋娃娃放到教室里的水槽中，反复说道："洗个澡吧。"她把洋娃娃夹在胳膊底下，将小水桶盛满水，再放入洗洁精，说道："泡泡浴。"她把洋娃娃浸入水中，又将其拿出水面，并取出一瓶洗发精，将洗发精挤在洋娃娃的头发上。她揉搓着洋娃娃的头发，反复地讲道："洗个头吧。"特蕾莎再次把洋娃娃浸入水桶中，取出来，并且用清水把洋娃娃的头发冲干净。接着她拿起一块毛巾包裹住洋娃娃的身子，只让洋娃娃的头露出来。她从橱柜中拿出一只电吹风，然后接上插头，去吹干洋娃娃的头发，仍不停地讲道："吹干头发吧。"接着，她将她的洋娃娃拿到游戏角并坐在地板上，再把洋娃娃放在她的腿上。她拿出梳子，用一只手抓住洋娃娃的一缕头发，反复说道："梳梳头吧。"她梳着洋娃娃的头发，将头发扎成辫子。（Wolfberg, 1999, pp. 69-70）

象征性的假扮游戏。 孤独症儿童极少自发性地玩这种类型的游戏（Baron-Cohen, 1987; Lewis & Boucher, 1988; Sigman & Ungerer, 1984）。倘若这些孩子的确具备假扮游戏的能力，游戏时也会明显缺乏多样性、灵活性和创造性。比起发展水平相似的普通儿童，他们在假扮游戏中更倾向于不去添加任何新奇的行为（Charman & Baron-Cohen, 1997; Jarrold, Boucher, & Smith, 1996）。他们难以准备、组织和整合游戏情节。游戏剧情常常是一成不变的仪式化行为；他们的表现好像是精心排练过一般，而非自发性地产生的（Harris, 1993）。

【案例摘要】

象征性的假扮游戏常规

我最喜欢做的事情之一是看我妹妹（艾米）玩洋娃娃…… 她会把它们排成排，和它们一起做游戏……她会和它们一起演电影。有一天，她玩的时候，把所有的洋娃娃一字排开，和它们一起表演电影《国王和我》。她和洋娃娃之间所有的对话都和电影里的台词一模一样，但她还是因为洋娃娃太少而发脾气了，毕竟电影中的国王有106个孩子。（Remes, 1997, pp. 4-5）

普通儿童游戏的社会性层面

同伴游戏的特征是社交复杂性和内部凝聚力，这一特征持续存在于不同的年龄阶段（Parten, 1932）。随着进入幼儿园与同伴相处的机会不断增加，孩子们自然而然地参与了各种各样的社会性游戏，而且也在这个阶段开始建立相互之间的关系并结成友谊。社会性游戏一直持续到童年中期，这时，孩子们已经掌握了能参与到同伴团体的复杂技能。

早期的社会性游戏。 共同注意、模仿和情感回应是早期社会性游戏的主要特征。婴儿的游戏行为在生命最初的几个月里就会明显表现出来，比如，婴儿会回应那些照顾他们的人，模仿他们的发音和面部表情（Garvey, 1977）。在玩捂脸躲猫猫或者照镜子一类的社会性游戏中，婴儿的微笑、大笑、模仿动作和轮流就是游戏性互动（Ross & Kay, 1980）。当婴儿能够使用非口语提示去吸引成人的注意力时，物品就会被当作发起游戏互动的工具（Vandell & Wilson, 1982）。婴儿还会发展出回应照顾者情感暗示的能力，这将直接影响他们的社会性和探索性游戏的发展（Sorce & Emde, 1981）。

早期的同伴游戏在婴儿能够与成人进行社会性游戏的同一阶段出现，也反映了婴儿的共同注意、模仿和情感分享的能力。比如，6个月大的婴儿会开始注意到其他小孩（Hartup, 1983）。他们会主动发出天然信号，比如，观看、微笑、发声、做出手势、接近和碰触同伴，还会通过特殊的方式去回应同伴以表达他们认出对方是熟人（Hay, 1985）。早期的社交互动是短暂的，学步儿童相互观察、相互模仿，给予以及接受玩具，发起并回应彼此的情感暗示（Eckerman & Stein, 1982; Ross & Kay, 1980; Vandell & Wilson, 1982）。

与同伴的社会性游戏。随着和同伴互动机会的增多，儿童逐步学会如何合作进行游戏活动和表现出恰当的社交行为（Howes, Unger, & Matheson, 1992; Parten, 1932）。儿童并不遵循严格的发展阶段顺序，而是在一系列社会性游戏行为中重复循环以积累经验和技能。需要注意的是，即使在有同伴陪伴的时候，孩子偶尔独自游戏也是一件非常自然的事情。能独自游戏（不要和"孤立"相混淆）常常是同伴社会性游戏的一种自然延伸，因为它能促使孩子模仿、练习、巩固和使用新获得的技能。随着儿童的成长，与同伴的游戏也在持续不断地进步，反映出日益增长的社交复杂性和内联性。

刚刚进入幼儿园的时候，许多孩子在真正参与游戏之前都会花大量的时间作为旁观者观察游戏中的同伴。这种行为往往会促使他们选择想要加入的活动和一起游戏的同伴。而年龄稍大的孩子为了熟悉游戏规则、游戏角色和社交方式也会花时间去观察游戏团体的同伴。

与同伴平行游戏或靠近同伴玩游戏也是普通儿童的一个共同特征。在这一类型的游戏中，孩子会在其他孩子的身边或附近独自玩耍。虽然使用相似的玩具并在同一游戏场地玩耍，但是孩子们并不会参与到彼此的游戏中去。他们或许偶尔会瞥一眼对方、模仿对方、拿一样东西给对方看或者与其交换玩具，但他们不会以任何明显的方式互动。这一类型的游戏贯穿整个童年阶段，孩子会通过示范性行为不断学习。

在游戏中建立共同焦点（common focus）的能力是在儿童参与围绕相互喜欢的游戏活动时自然互动的过程中形成的。学龄前儿童通过积极地分享玩具、轮流、给予和接受帮助、问问题、发出指令及讨论游戏去建立起共同焦点之时，游戏互动的时间长度、频率和复杂程度也逐渐地增加。共同焦点也反映在社会戏剧游戏之中，因为儿童共同创建了一系列想象性的游戏情景。

合作性游戏（cooperative play）是一种有着共同目标、较为复杂的游戏活动。进行这一类型游戏是为了完成一个作品、将某个事件改编为游戏情节或者进行一场正式的比赛。儿童会通过明确的计划、协商和分工合作来制定游戏规则或指派某个角色来组织游戏。孩子们一起努力，相互补充，从而建立起一种合作意识和集体归属感。

加入同伴团体（peer group entry）是儿童在进入学龄阶段以后所练习并掌握的一种社会性能力（Dodge, Schlundt, Schocken, & Delugach, 1983）。这种技能可使儿童策略性地加入同伴的现有游戏活动之中。例如，抓住游戏进展中的微妙时机，孩子观察并接近游戏中的同伴，徘徊在团体的边缘，模仿并评论活动，逐渐靠近并终于等到一个邀请信号或者游戏的一个自然停顿而参加到游戏之中。社交能力强的孩子能够特别熟练地加入同伴团体，这反映出一种高水平的社会性意识和适应能力。

孤独症儿童游戏的社会性层面

在跟同伴进行社会性游戏方面，孤独症儿童的游戏表现会明显不同于普通儿童；但是，作为同一个群体，孤独症儿童具有共同的特征。具体来说，绝大多数孤独症儿童在共同注意、自发性模仿和情感回应等方面都会表现出发展的延迟和差距（Dawson & Adams, 1984; Lewy & Dawson, 1992; Sigman & Ruskin, 1999; Wetherby & Prutting, 1984），这严重影响他们和同伴进行互惠性互动的能力。在缺少明确的结构和支持的情况下，孤独症儿童很可能处于孤立状态或徘徊于同伴团体的边缘。

总的来说，孤独症儿童几乎很少明显地主动向同伴发起游戏。当他们想尝试社交时，他们的发起行为往往显得难以理解、不明显且不合时宜。与此同时，他们也不太可能始终如一地对社交能力好的同伴做出回应（Lord & Magill, 1989）。由于孤独症儿童在理解和融入想象性游戏方面存在问题，因此在社会性假扮的情景中开展合作性游戏尤为困难（Charman & Baron-Cohen, 1997）。

社会性游戏形式。温和古尔德（Wing & Gould, 1979）所描述的孤独症儿童在同伴游戏中表现出的三种社会性行为特质与我们临床实践中观察到的完全一致。一些孩子表现出的社会性游戏形式反映了一种独特的社交风格并在一段时间内保持一致，另一些孩子的风格会随时间变化。还有一些孩子则会表现出重叠特征，这些特征可能根据社会性游戏情景的不同而改变。

那些看上去退缩或者逃避同伴的儿童被看作孤离型（aloof）。他们中有的孩子会主动避让或者与同伴保持距离。还有一些孩子虽然游荡于同伴中间，但给人的印象是并未意识到同伴的存在，好似他们都是透明人一样。孤离型的孩子通常对同伴的社会性手势和语言不做回应。偶尔，他们也会为了简单的需求和想法去接近同伴（正如他们去接近成人那样），但却将他们视作无生命一般（例如，让一位同伴打开一袋薯片）。这些孩子通常不会表现出共同注意力，比如，使用眼神注视或者以手势来吸引同伴的注意从而进行某个社交活动。

【案例摘要】

孤离型儿童的社会性游戏形式

菲力克斯是一个被诊断为孤独症的7岁男孩。他就读于一所公立小学的特殊教育班级。他的行为被称为孤离型的社会性方式，菲力克斯主动避让他的同伴们，甚至还会在他们想要接近的时候躲开。在自由玩耍的时间，他会远离同伴，并把大量的时间花在探究游戏材料上。如果同伴们在他身边游戏时所使用的玩具能够引起他的兴趣，他偶尔也会去偷看他们。他对用字母和数字形状做成的图块相当痴迷，他会用很多时间将它们插入拼板中，或者将它们从容器中倒入和倒出。他也会时不时地从同伴那里拿来他喜爱的物品，但却对同伴的反应视若无睹。

被动型（passive）儿童显得对同伴漠不关心，但却很容易被带领进入社交情景。如果同伴主动带着他们游戏，这些孩子们通常很顺从，并且愿意与同伴相处。虽然他们也许会花时间在一旁观看同伴游戏或者在他们身边平行游戏，但他们几乎不会以明显的方式主动发起社交互动。他们也许能够口齿清晰地说话和应答以及简单地提问。被动型儿童在很多方面都跟"孤离型"儿童一样，因缺乏与他人的共同注意力而不回应别人。他们似乎不会通过面部表情和手势与他人沟通他们的意图，也不会通过他人的面部表情读懂他们的意思。

【案例摘要】

被动型儿童的社会性游戏形式

玛雅是一个被诊断为广泛发育障碍的 4 岁小女孩。她就读于一所普通幼儿园，每周有三个上午去上幼儿园，同时也接受入户治疗服务。她的行为被称为被动型社交方式，在自由活动时，玛雅会花大量时间在同伴中间游荡，在旁边观看他们做自己的事。虽然她喜欢在同伴们的身边玩耍，却几乎不会明确地发起任何形式的互动。玛雅对那些以时下流行的图书和影视的人物为原型的玩偶最感兴趣。比如，她喜欢把一些玩偶集中在一起，并且按照大小顺序把它们排成一排。在挑选玩偶的同时，她会不断重复这些玩偶原型人物的名字和故事情节。

被归类为主动怪异型（active-odd）的孩子会表现出参与同伴游戏的兴趣，但其社交方式却显得笨拙和奇怪。他们也许会直接接触同伴，甚至包括完全陌生的人，并在毫无预兆的情况下触摸他们或者他们的玩具。对于自己所痴迷和执着的特定话题，他们可能试图维持一种单向的交谈方式而一点也不在意同伴是否对此也有兴趣。有些孩子对于在游戏中要讲什么，以及怎样发起或加入同伴游戏有些许了解，但在把握时机上欠佳。跟"孤离型"和"被动型"的孩子类似，这些被形容为"主动怪异型"的孩子缺乏社会性洞察力和使用社交用语的技能，而这些能力对有效地沟通和建立社会关系却是必不可少的。

【案例摘要】

主动怪异型儿童的社会性游戏形式

凯托是一位被诊断为阿斯伯格综合征的 10 岁男孩。他就读于一所公立小学的五年级普通班。他的行为被称为主动古怪型，凯托意识到自己跟同伴们不一样。他会表现出一种强烈的交友意愿，质问其他孩子为什么不愿意接纳他。虽然他经常试图加入同伴中去，但是他的社交发起却总是在时机不成熟之时，而且也没有顾及同伴们的感受。他的社交发起方式包括喋喋不休地罗列一大堆事实，以及围绕着他所痴迷的航空主题去进行游戏。凯托喜欢收集关于飞机、旅行行程、地图、气象情况甚至空难的相关信息。他却几乎不会去尝试加入任何跟他自己的兴趣爱好不一样的同伴活动。

同伴文化对儿童游戏的影响

鉴于孤独症儿童所面对的复杂挑战，游戏世界对他们来说一定是一个特别陌生且令人困惑的地方。现实的情况是儿童并不是在真空中成长，社会性和象征性的游戏发展模式会受到与他人交往的经历以及他们所参与的社交、文化和社会背景的自然影响（Bronfenbrenner, 1977; Hanson, Wolfberg, Zercher, Morgan, Gutierrez, Barnwell, & Beckman, 1998; Meyer, Park, Grenot-Scheyer, Schwartz, & Harry, 1998; Wolfberg et al., 1999）。

依据定义可接受或不可接受的行为的标准，同伴团体或"同伴文化"在接纳还是排斥孩子上扮演了一个决定性的角色（Wolfberg et al., 1999）。对多数孤独症儿童来说，现实的情况是其行为并不符合同伴们认同的"正常"观念，比如，非常规性的社交和游戏尝试往往被误读为出格或者社交兴趣狭窄。于是，孤独症儿童可能会遭到不耐烦的同伴嘲弄和讥讽，甚至被友善的同伴随意忽视。

最近的一项研究探讨了学龄前融合教育方案中不同能力儿童的同伴文化，我们也发现了很多课题，得以了解孤独症儿童是如何参与同伴游戏的（Odom et al., 2001; Wolfberg et al., 1999）。

渴望归属感

首先，我们发现在我们样本中所有的特殊儿童（包括几个孤独症谱系障碍儿童）都表现出融入同伴文化的愿望和/或需要。总的来说，孩子们表现出各种各样的社交沟通和象征性行为，这显示出他们需要和同伴在一起、喜欢同伴以及想要被同伴所接纳。虽然有些孩子能够使用常规性的口语或非口语方式去明确地传达他们的意图，孤独症儿童却常常不太能熟练使用明确的或非常规性的社交沟通方式。他们的发起行为从相对不易察觉、被动和非直接的方式（例如，观看、跟随、模仿、触摸同伴和他们的物品）到较为明显和复杂的社交沟通和象征性行为（例如，分享、打手势、跟同伴交谈、讨论和写出关于同伴的事情、扮演游戏角色）。

融入同伴文化

另一个重要的发现是所有的特殊儿童都会在他们特定的同伴文化中体验到某种形式的融合。我们观察了各种各样的情形，他们作为玩伴、伙伴和/或朋友成功地合作进行了一些社会性活动，并且跟同伴建立起双向关系。尽管如此，孤独症儿童和同伴之间的社交接触还是显得过于短暂。在一些案例中，儿童能够围绕分享兴趣而建立共同点，这是他们发展彼此关系和参与集体活动的基础。普通同伴的社交行为（例如，解读和回应社会性提示、将非常规性的行为常规化，在活动中帮助、指导以及关心孤独症孩子）很大程度上促进了孤独症儿童更好地融入同伴团体及同伴文化。

被排斥于同伴文化之外

被排斥于同伴文化之外也是绝大多数特殊儿童在学龄前教育中所遭遇的一个现实问题。被同伴文化排斥的形式多样，从被动的忽视到公然拒绝皆有之。在一些案例中，特殊儿童被隔离于普通儿童之外。这导致一些特殊儿童在学龄前课堂中仍然是孤立于大多数人的同伴文化之外的。普通同伴的社会性行为会影响到特殊儿童的融合，这导致了排斥事件的发生（例如，冷漠和漠不关心，误解和忽略社会性提示，对空间和物品的争抢，搬弄是非、说长道短和小圈子）。

同伴文化参与的相互性

孤独症儿童融入同伴文化或被排斥于同伴文化之外的过程是相互的。孤独症儿童在社交和语言能力、游戏发展、语言习得以及接触同伴的机会和经验的不同都很可能影响到他们如何主动进入同伴文化，以及最终是融入或是被同伴游戏文化排斥。如果没有明确的指导，解读同伴游戏文化的规范和约定也许对孤独症儿童过于复杂，他们难以理解和掌握。如果缺乏这种心领神会的理解力，"融入"同伴文化或符合同伴文化期望的可能性将会大幅降低。

出于同样的理由，普通同伴之间的社会性感知、技能、经验、语言、动机和/或直觉等差异也很可能影响到他们对那些不同能力和需要儿童的接纳能力。相应地，同伴回应和/或支持孤独症儿童的方式也会自然影响到孤独症儿童参与同伴文化活动的程度和品质。

本章总结

本章我们探究了孤独症的特质以及孤独症谱系障碍儿童在游戏（无论有无同伴）中所遇到的复杂问题。孤独症是一种谱系障碍，它表现出来的明显特征与社会性和象征性游戏的变化形态有着复杂的联系。例如，相比普通儿童来说，即便孤独症儿童并不缺乏游戏的意愿和潜能，但这些意愿和潜能却很难被人们察觉到。孤独症儿童待人接物的方式常常使他们被排斥于同伴文化之外，导致他们陷入了一个被隔离的怪圈之中，从而被剥夺了学习如何以更加常规的和能够被社会所接纳的方式去社交和游戏的机会。

请记住这些关键点，在下一章中，我们将探讨 IPG 模式的主要原则和概念，以应对孤独症谱系障碍儿童所面临的独特且复杂的挑战。

第二章

游戏为先

本章重点

本章从多角度探讨游戏，介绍了 IPG 模式的主要原则和概念。重点讨论的主题如下：

- ▶ 什么是游戏？
- ▶ 游戏在童年中的重要地位
- ▶ 引导同伴游戏的技巧
- ▶ IPG 模式的基本特征

> 曾经我们认为游戏是儿童的工作，但是，经过观察和倾听，
> 我才发现，游戏对儿童来说无异于真理和生命。
> —— 维维安·佩利（Vivian Paley, 1999）

作为教育工作者、顾问和从业人员，我和我的同事们所面对的主要困难之一是说服那些代表孤独症儿童利益的决策者，将游戏（特别是同伴游戏）列入他们的优先选项之中。但是直到最近，才有为数不多的人认可游戏对孤独症儿童的作用，尤其是游戏对他们的生活的广泛性作用。然而历史表明，对游戏在儿童的教育、治疗和家庭生活方面的意义和地位的认识会随着时代潮流的变迁而改变。

毋庸置疑，我们生活在一个"匆忙"（Elkind, 1981）的时代，孩子的时间也早被"预订一空"（Bartlett, 1999）。对于许多孤独症儿童来说，他们一整天的时间都被学校、治疗课程和路途上的奔波挤占得满满的，几乎没有什么时间去游戏。但即便在他们忙碌的日程中安排了游戏时间，孤独症儿童是否能够"真正地游戏"还是令人生疑。一想到这些孩子因没有机会，也缺乏正确的方式来加入游戏而失去许多，这着实令人担忧。

什么是游戏？

游戏真正的意思是什么？这个问题是生活诸多的奥秘之一。虽然我们能够很容易察觉孩子何时在游戏，但要给游戏下定义却是出了名的困难。游戏的形式多种多样。包括哲学家、心理学家、人类学家和教育工作者在内的众多专业人士都曾研究过游戏，却从未达成一致的定义。游戏的定义很典型地反映了专业人士个人的理论取向。我们认为有必要区分游戏是什么和游戏不是什么，从而达到以能力范围内最好的方式去帮助孤独症儿童的目的。我们所采用的游戏定义吸取了多位著名研究者的观点，他们都以儿童发展理论来归纳游戏的主要特征（Garvey, 1977; Rubin et al., 1983; Smith & Vollstedt, 1985）。

游戏让人快乐

当儿童游戏时，我们可以清楚地知道他们感到愉悦。正面情绪的表露，比如微笑、发出笑声等，自然地反映出孩子在游戏中的快乐。儿童有可能会有其他一些表现，如欢快的哼唱或者歌唱。不过，这并不意味着孩子在游戏时总会出现兴奋的举动。当儿童深深地沉浸在游戏的乐趣之中时，他们看上去也可能很专注平和。

游戏需要主动参与

当儿童沉浸在探索、尝试、创造以及担任游戏角色等活动中时，他们这时的状态完全不同于被动状态，比如，漫无目的地游荡或闲逛一阵子。在某些情况下，当儿童正以某些想象和幻想的方式进行游戏时，做白日梦也是一种主动参与的反应。

游戏是自发、自愿且具内在动机的

在游戏中，儿童会自由地选择游戏，要强迫一个孩子游戏几乎不大可能。儿童游戏的动机源自内心，而非外在的要求或奖励。

游戏强调过程胜于结果

在游戏中，关注点聚焦于过程而非达到某一特定目标或结果。孩子们按自己的意愿制定游戏规则，而非他人的外在施压或指使。

游戏是灵活而多变的

儿童自由地在游戏中做意想不到的事情、改变规则，并尝试新的行动和创意组合。当孩子对现有主题加以改变、扩展并使之多样化时，游戏也产生了无尽的变化。游戏的这种特征与那些重复和刻板的行为形成了很大的反差。

游戏有非表面的性质

这一特征使游戏区别于非游戏的行为，因为儿童在游戏中把物品、行动或事件当成另一事物看待。孩子们彼此之间发出了明确的信号来指明游戏的非表面性导向。例如，在假扮游戏中，孩子们能够区分哪些是真实的以及哪些是假扮的。他们甚至在开始假扮之前就已学会了怎样去辨别（例如，在打闹的游戏中，识别真正和虚假攻击的不同之处）。游戏的这一特征使小动物也能读懂社交信号和线索，帮助它们适应群体生活。

游戏在童年中的重要地位

游戏是一种普遍现象

虽然人们对游戏的功能和价值的质疑已经延续了几个世纪，但游戏仍存在着并且会一直存在于童年期。不论儿童所处的文化、种族背景、社会经济地位如何，以及是否有兄弟姐妹，是居住在城市还是在乡村，健康或不健康，他们都要游戏。

在最理想的状态下，儿童可受益于一位引导和鼓励游戏的关键人物——一个能够激发和支持游戏，并对儿童的游戏能力显示出信任、接纳和欣赏的人（Singer & Singer, 1990）。孩子们也需要空间和开放的、宽松的时间，以便他们在游戏中探索和实现自己的梦想。此外，道具对于游戏也是必不可少的，其范围从简单物品到精巧的玩具，甚至是宠物。尽管如此，辛格夫妇（Singer & Singer, 1990）提到了即便是处在不鼓励游戏的孤立状态，没有游戏场所，并且没有东西可玩，孩子们仍能找到游戏的途径，因为他们有天生的好奇心。

描述在非理想状态下成长的儿童的案例也有很多，历史文献记录了他们具有高度想象性的游戏和玩具。例如，在美国种植园长大的非洲裔奴隶儿童就有着极为丰富的游戏文化，至今对儿童的游戏仍有启迪作用（Smith, 1963）。同样，经济凋敝的阿巴拉契亚地区也保存了很多关于创造性游戏和玩具的详细记录（Page & Smith, 1985）。

即使是遭遇自然灾害、战争和种族灭绝等大灾难的受难儿童，也存有关于他们游戏的记录。乔治·艾森（George Eisen, 1988）提供了令人触目惊心的证词，讲述了在大屠杀期间儿童是如何游戏的，他记录了生活在犹太集中营中的儿童创造的超现实想象性游戏世界，以及儿童在将要走进毒气室之前还专心致志地游戏的令人心碎的场景。

游戏的普遍性还在于一旦有机会，孩子们就会扎堆玩游戏。环顾全世界，不同年龄段的儿童在团体中一起游戏的例子屡见不鲜。在许多案例中，年龄稍大一点的儿童在照看年幼的儿童时往往会带领年幼的儿童融入他们的游戏之中。游戏中使用的道具和游戏主题展现了他们所处社会和文化中的工具、日常生活模式和习俗。例如，在尼泊尔旅行的时候，我偶然遇到一群孩子在街道上玩花瓣。花朵在尼泊尔的生活中具有重大意义，人们将其用在很多的宗教仪式中。相应地，一个有趣的现象是在美国最受欢迎的 IPG 游戏主题总是围绕着购物展开。

游戏是一种普遍现象

- 游戏存在于儿童生活的各个层面
- 理想的游戏状态包括一位关键人物、场地、时间和道具
- 孩子们即便面对不幸也会尽享游戏的乐趣
- 孩子们被吸引到一起玩游戏，这常见于混龄团体
- 游戏的道具和主题反映了社会和文化中的工具、日常活动和习俗

游戏是儿童的文化

一旦儿童组成一个团体，他们就创建了一个他们自己所独有的同伴文化（Corsaro, 1985, 1988, 1992; Wolfberg et al., 2000）。同伴文化的一大重要特征是儿童会发展出一种集体身份的认同感，他们将自己视为这个由儿童创立的且专属儿童的团体的一员。虽然成人世界在儿童的同伴文化中也时有显现，儿童会不顾成人的期望，以自己的方式追寻那些对他们最有意义的社交活动。例如，一群年轻女孩也许会为了像成人那样去梳妆打扮而悄悄逃学，哪怕她们完全知道自己违背了成人的期望和价值标准。游戏在儿童生活中是占主导的社会性活动，它也是同伴文化的精髓。

"游戏文化"一词更准确地描述出儿童所共同创造的社交和想象王国（Mouritsen, 1996; Schuler & Wolfberg, 2000; Selmer-Olson, 1993; Wolfberg, 1994, 1999; Wolfberg et al., 2000）。只有儿童主动参与到同伴团体认为最有价值的社会性活动之中，才会形成这种游戏文化。从某种意义上来说，

游戏文化就是一种"活"的民俗，它存在于仪式、述说和创作中，由儿童自己创造并在他们之间相互传承。通过同伴游戏所掌握的技能、价值观念和知识作为文化传统的一部分会传承给新生代的儿童。例如，美国儿童在大街小巷和游乐场所中玩的游戏（比如拍手歌谣、跳绳、开合跳等）可以追溯到许多地方，历经数代人（Smith, 1963）。

游戏是儿童的文化

- 游戏是儿童同伴文化中最有价值的社会性活动
- 游戏是由儿童所创建的有别于成人世界的社交和想象王国
- 游戏是代代相承的，以仪式、叙事和创作等方式表达的活生生的民俗

游戏和儿童的发展

在游戏文化中，儿童以多种多样的方式学习和发展。例如，多不胜数的研究将游戏与儿童在认知、语言、读写、社交、情绪、创造力和感官运动方面的发展相联系（参见表2.1"游戏对儿童发展的贡献"；参见 Wolfberg, 1999，以获取更加深入的评审报告）。维果茨基（1966, 1978）将游戏看成一种帮助儿童增长社会性理解力和象征性表达能力的工具。他进一步指出，积极与他人进行游戏在儿童发展的进程中会起到关键作用（本章随后将进一步详细讨论关于维果茨基在该领域的影响）。

当游戏以成人无法复制的方式为儿童创造学习和发展机会时，同伴则扮演着非常关键的角色（Hartup, 1979, 1983; Wolfberg et al., 1999）。毕竟，对于游戏，孩子们才是真正的专家。通过观看、跟随、模仿、分享场地和材料、配合活动以及与同伴一起玩假扮游戏，孩子们掌握了很多提升社交能力和建立重要的朋友关系必需的技能。

对儿童来说社会性假扮游戏是他们获得象征性能力、人际交往技巧和社会性知识的一个特别重要的工具。在社会性假扮游戏的框架中，儿童逐步加入复杂的行动和角色以达到人际协调。在合作创作游戏剧情的时候，他们会彼此探讨社会角色以及和亲疏、信任、交涉和妥协相关的事项（例如，和同伴玩洋娃娃的时候，他们会挑选游戏的角色和主题）。这意味着儿童对自己和他人心智状态（例如，情感、欲望、意图和信念）的意识和理解都在不断发展，这种能力被称为"心理理论"能力。

游戏是一项人权

游戏对所有儿童都有意义，因为它是一项基本人权。此概念作为联合国人权宣言的宗旨之一已存在半个多世纪了。

> "儿童应有游戏和娱乐的充分机会，应使游戏和娱乐达到与教育相同的目的；社会和公众事务当局应尽力设法使儿童享有此项权利。"
>
> ——联合国《儿童权利宣言》，1959年，原则七

表 2.1 游戏对儿童发展的贡献

发展领域	能力发展
认知	功能、空间、因果、类别关系等知识；解决问题、计划、灵活性和发散性思维；联系、逻辑记忆和抽象思维
社会性能力	口语和非口语沟通、换位思考、社会性意识；对社会性角色和亲密关系的探索、与他人结成友谊关系，学会信任、协商和妥协
语言	新词汇；语言的形式和功能；复杂的语言结构；交谈的规则；元语言意识
读写（阅读和写作）	对故事产生兴趣、能够了解故事结构和情节；叙事能力；对书中幻想内容的理解；使用符号代表事物的能力
情绪表达	情感和情绪的管控；想法和感受的表达；情感冲突的解决能力
创造性/艺术性表达	创造力、想象力、象征性表达；新奇想法以及联想能力的扩展
感觉和运动	精细和粗大动作技能；身体感知；感官协调

如国际儿童游戏权利协会（the International Association for the Child's Right to Play）、国际儿童教育协会（the Association for Childhood Education International）、美国幼儿教育协会（the National Association for the Education of Young Children）等很多知名组织都肯定了游戏对儿童的健康成长和发展的重要性（参见附录C）。尽管他们努力通过教育和国家政策去维护所有儿童的游戏权利，但对孤独症儿童的影响却微乎其微。毫无疑问，当儿童被排斥于他们的同伴团体和相应的游戏文化之外时，他们的基本人权也被剥夺了。

即便为孤独症儿童提供同伴游戏的机会，但确保他们平等获得充分游戏的配套措施也常常不完善。适合绝大多数普通儿童自发进行游戏的条件（提供场地、时间、道具和同伴）对于缺乏以常规方式游戏的孤独症儿童来说是不够的。为了尽力履行这项基本人权，整合性游戏团体模式为这些儿童提供了明确的引导和支持。

游戏是融合的途径

在将游戏的社会性、文化性和发展性的重要意义铭记于心的同时，我们对孤独症谱系障碍儿童的担忧却加深了，他们作为一个群体在游戏方面经受了最艰难的挑战。更加令人忧虑的是，即使给他们提供了场地、时间、道具和同伴，他们还是不会像我们对普通儿童所期待的那样被吸引着去做游戏和参与同伴团体。普通儿童即使处于不利环境中亦能游戏，孤独症儿童不太可能像他们一样自然地从游戏中获益。其结果就像是《第二十二条军规》一书所影射的那种进退两难的窘境，同伴社交能力和游戏技能都有限的儿童很可能会被排斥在游戏文化之外。但如果不能主动参与游戏文化，他们就不可能发展出脱离孤立状态所需要的同伴社交能力和游戏技能。

为了打破恶性循环，我们必须调整相关的游戏文化，使之能够接纳那些具有不同能力和独特的人际关系、沟通和游戏方式的儿童。虽然普通儿童才是真正的游戏专家，但成人也必须协助同伴团体去改善他们的技巧、经验和观念，以便产生出新的游戏文化。具体来说，同伴团体必须有更敏锐的观察力，能及时地回应以及更好地接纳社交困难的儿童。通过整合性游戏团体，我们正致力于以一种井然有序和全面融合的方式使之成为现实。

引导同伴游戏的技巧

整合性游戏团体的概念的提出是为了响应为孤独症及相关障碍儿童提供充分参与到同伴游戏文化之中的机会和途径的要求。虽然很多可供选择的孤独症儿童教育和治疗方法中都提及使用游戏干预，但它们是否是为了达到同样的目的则仍然存在疑问（参见 Boucher, 1999，以获取评审报告；National Research Council, 2001; Wolfberg, 1999）。由于在目标和方法上差别很大，这些干预到底在多大程度上反映了对游戏的本质和孤独症儿童遭遇困难的理解还不明确。

一种极端情况是，一些包含游戏的干预倾向于高度结构化，并且由成人主导而非儿童主动发起。这些所谓的"游戏"只是包装，本意还是为了获得一些单独的技能。考虑到游戏的本质，"游戏训练"不过是一种自相矛盾的说法。另一种极端情况是完全没有结构化的干预，这种干预的前提是假设游戏是儿童的分内之事。这种说法的内在逻辑明显与孤独症谱系障碍的核心症状相悖。即使是出于最好的意图，这样的干预也远远没能起到足够的作用去发掘儿童融入游戏和同伴文化的全部潜力。

整合性游戏团体模式致力于让每一位孤独症儿童都能在共同创建的游戏文化环境中发挥社交和同伴游戏的最大潜能。该模式汲取了多种理论观点以及当前研究成果和最佳实践的经验，是对各种干预方法的综合反映，以最有效和最有意义的方式去促进孤独症儿童在社交互动、沟通、游戏和想象力方面的发展。

维果茨基的影响

很多著名的研究者和从业人员的观点和方法为整合性游戏团体模式的塑造提供了帮助，并且继续赋予其灵感（参见 Wolfberg, 1999，以获取评审报告；相关的推荐和选读见附录 C）。创建整合性游戏团体模式的主要灵感来源于苏联心理学家维果茨基（1966, 1978）的成果，他认为游戏在儿童生活中具有最重要的意义。根据维果茨基的观点，游戏的意义不仅在于代表了儿童的发展阶段，而且还实际引领着儿童的发展：

> 在游戏中，儿童的表现总是超出了他们这一年龄的平均水平，高于他们的日常表现；就好像在游戏中他们比自己高出了一头。就像放大镜的焦点，游戏把所有的发展倾向都包含在了一个浓缩的形式里，而且它本身又是发展的一个主要源头。（Vygotsky, 1978, p. 102）

维果茨基进一步强调社会性因素对所有学习和发展的促进作用。根据他的理论，儿童通过积极参与跟他人一起的具有文化价值的社交互动而不断发展。他认为游戏，特别是假扮游戏，是一种可以使儿童获得象征性能力、人际交往技能和社会知识的基本的社会性活动。通过参与游戏，儿童构建了共同的意义并将他们所理解的技能、固有的价值观和知识转化成他们的文化。维果茨基甚至将独自游戏也看作社会性活动，因为它所表现的题材、角色和内容反映了儿童在日常生活中的社会文化经历，如跟洋娃娃一起表演一场茶会。对游戏的社会性本质的强调符合维果茨基理论的主要前提，即通过社交互动传承文化对儿童心智的形成至关重要。

维果茨基认为游戏会产生"最近发展区"，经验丰富的伙伴能够帮助儿童的发展潜能最大化，故而我们能借助鹰架式的支持或系统调整对儿童的支持，使游戏要求与儿童的实际发展水平相匹配或稍微超过一些。他将"最近发展区"定义为：

儿童的实际发展水平与潜在发展水平之间的差距，前者由儿童独立解决问题的能力而定，后者则是指在成人指导下或与能力较强的同伴合作时儿童能够解决问题的能力。

（Vygotsky，1978, p. 86）

整合性游戏团体模式通过引入"引导式参与"（guided participation）的概念将维果茨基的理论应用于干预之中。这个概念也曾受到罗格夫（Rogoff, 1990）的启发，她将维果茨基的观点与她对认知发展的跨文化研究相结合。引导式参与指的是技能和状态不同的社交同伴通过引导、支持和提出挑战等方式，帮助儿童积极参与到有文化价值的活动中。因此，整合性游戏团体为孤独症儿童的发展创造了条件，他们会在能力更强的同伴和一位训练有素的成人的引导下积极参与到游戏文化中。在这种社会文化情境中，我们以儿童的实际发展水平和其潜在发展水平为依据，给予每个儿童针对其发展特点的有效的个性化支持。

实现有效且有意义的实践所需的品质

如何引导孤独症儿童和同伴们一起游戏并不容易被转化成一种循序渐进的方法。引导同伴游戏是一项实践技巧，集知识、技能、经验、直觉为一体，同时也需要在实践中不断提升水平，在实践中要全面灵活，这就是要求实践者要有多层次的意识及支持系统。因此，游戏向导必须借鉴不同来源的知识和观点来引导发展水平、学习方式、兴趣爱好和经验不同的儿童。想要以同伴游戏引导技巧有效促进儿童社交和想象力的发展，游戏向导要具有以下独特品质，汇总于表2.2中。（关于更加深入的探讨，参见 Schuler & Wolfberg, 2000, pp. 262–263）

【案例摘要】

杰米的案例——一位人称小萨尔瓦多·达利的男孩（续）

正如在上一章中所介绍的，杰米是一位因游戏和社交能力有限而被排斥于同伴团体之外的孤独症儿童。他终于有机会和他学校的另一位孤独症儿童以及三个普通同伴一起参与整合性游戏团体。游戏团体在他的教室里开展每周2次、每次30分钟的活动，由我作为游戏向导。

杰米起初对改变他的日常活动比较抗拒。在经过了一系列的尝试和失败之后，我们才找到他愿意参加的活动。在第四次游戏课的时候，他打破了包括"爱护玩具"在内的全部规定，肆意拿走架子上的物品并将之随处乱扔。我把这种行为解读成发起游戏的行为，并且提议孩子们将其转变成为一场投掷游戏。结果是，我指导并示范了一个将沙包扔进不同颜色的箱子里的游戏比赛。我使用提示卡去指示轮替的步骤。高手游戏者随即又想出了另一种玩法，那就是将所有的毛绒玩偶和洋娃娃都扔到一张由他们拉起的床单上，形成一种在蹦床上跳跃的效果。这在短时间内抓住了杰米的注意力，但很快他又产生了要打破"待在游戏场所"这一规定的想法。

杰米跑出教室，很显然他是想用杯子装水再将水泼到他喜欢的时钟上去。我将其解读为另一次发起游戏的尝试，并且将其设计成一场跟游戏高手玩的追逐游戏。杰米和他的同伴们都觉得很有趣，他们来回穿梭于游戏场所和大挂钟之间。过了一会儿，两个男孩子都跑累了，但是杰米却仍然朝他身后的玩伴咧着嘴淘气地坏笑，期待继续被追逐。我很自然地让这位游戏高手（他比杰米要高大和强壮许多）将杰米从背后抱起并将他带回到游戏场所中去。就像魔法一样，杰米在他的怀里放松下来并随他回去。

杰米安静并热切地等待着下一次活动。当同伴们都沉浸在玩关于学校的假扮游戏时，无须任何引导，杰米就加入他们的行列中，并且扮演了在黑板上书写时间表的角色。当他熟练地书写文字并画出代表每项活动的时间时，他给其他孩子留下了深刻印象。从那天起，杰米就再也没有离开过游戏场所，因为他在参加各种各样的创造性活动中发现了与同伴一起游戏的乐趣。杰米已经完全被游戏文化接纳，成为其中的一员了。

IPG 模式的基本特征

通过精心打造的支持系统，游戏向导在整合性游戏团体中实施引导儿童的技巧。下面是整合性游戏团体模式的基本特征概要（参见表2.3）。我们将在之后的章节中对其构成要素进行一一详述和说明。

IPG 方案设计

整合性游戏团体由几个不同能力的儿童（新手和高手游戏者）所组成，他们在一位训练有素的成人协助者（即游戏向导）的引导下定期游戏。作为为儿童量身定制的个性化教育/治疗方案的一部分，整合性游戏团体模式可以与其他一些已被广为接受的方法搭配使用（例如，基于人际关系干预、发展性的干预、语言言语沟通训练、行为干预、社交技能训练、感觉统合训练）。游戏团体面向学龄前到小学年龄段的儿童（3至11岁）设计，为他们提供支持。

表 2.2 保障整合性游戏团体模式的实践有效且有意义的品质汇总

游戏向导的个人品质	
孤独症谱系障碍知识	掌握了孤独症的基本理论知识
懂得并欣赏游戏	掌握了游戏在儿童发展中的作用的相关理论知识
敏锐的观察力	擅长观察正式或非正式游戏活动
"心理理论"	对孤独症儿童有高度的同理心
为游戏提供可靠基础	能与所有儿童建立良好关系
布置游戏场所	安排游戏场地与课程，引导儿童自发且灵活地进行游戏
鹰架游戏	系统地调整，协助、支持儿童发展在其"最近发展区"内的新技能
协调与分享观点	作为解说员和社交向导帮助新手和高手游戏者达成共识
戏剧化和仪式化游戏	在游戏中使用夸张的表情、模仿和重复的活动形式去激发共同注意力
故事化剧情	在游戏中辅助儿童进行口语和动作的表演从而使游戏情节更充实
反思性实践	反思自己，不断改进引导儿童跟同伴游戏所需要的技巧

（改编自 Schuler & Wolfberg, 2000）

游戏团体由 3 至 5 名儿童组成，其中高手游戏者须多于新手。新手游戏者可以是不同程度的孤独症及相关障碍儿童。高手游戏者包括社交、沟通和游戏能力强的普通同伴或兄弟姐妹。高手游戏者一般从儿童日常与同伴接触的场所中招募（例如，学校、家庭的朋友、邻居、社区）。理想的玩伴彼此之间应该较为熟悉并能相互吸引，同时也要有发展长期友谊的潜力。还可根据儿童的年龄、性别、发展程度和游戏互动方式对游戏成员进行调整。

协助整合性游戏团体的游戏向导应接受培训和监督。他们包括训练有素的从业人员、家庭的照顾者或其他有孤独症儿童看护经验的服务提供者。他们中的许多人都在普通教育和特殊教育、言语语言治疗、心理学、心理健康和作业治疗等领域获得高等学位。（关于 IPG 课程设计的更多细节请参阅第二篇）

IPG 环境设计

整合性游戏团体活动在学校、家庭、治疗或社区场所（例如，融合教育课堂、课外班、游乐中心或社区公园）等日常的游戏环境中进行。游戏团体活动通常持续 6 至 12 个月的时间，每周见面 2 次，每次 30 到 60 分钟。时间长短可以根据参与儿童的年龄和发展阶段而有所不同。

为了创造安全、熟悉、可预测和高度激励性的游戏环境，我们要进行周密准备，以便让儿童能在其中舒适地探索和游戏。游戏空间的设计要综合考量场地大小、材料摆放密集程度、不同主题的组织安排等多种因素。游戏材料包括各种各样的感觉运动、探索性、建构性和社会戏剧性道具，可以此发挥很高的互动水平和想象力。调整游戏材料的结构和复杂程度以适应不同儿童的兴趣、学

表 2.3　　整合性游戏团体模式基本特征概要

	整合性游戏团体模式的特征
任务	为不同能力的儿童在一起创建真正的游戏世界提供庇护所，使他们可以充分发挥其社交和想象力潜能，并从中收获乐趣和友谊
	IPG 方案设计
目标	・培养与同龄人间的自发的、相互喜爱的、双向的游戏 ・扩展/丰富社会性和象征性游戏技能库 ・以最少的成人引导来提高同伴在游戏中的影响
服务方式	・学龄前/小学年龄段的儿童（3 至 11 岁） ・作为教育/治疗方案的一部分而量身定制 ・由训练有素的成人协助者引领（游戏向导）
游戏团体构成	・3 至 5 名儿童一组：高手游戏者要多于新手游戏者 ・新手游戏者：各种能力的孤独症及相关障碍儿童 ・高手游戏者：普通同伴或兄弟姐妹
	IPG 环境设计
日程安排	游戏团体成员在为期 6 至 12 个月的时间里，每周见面 2 次，每次 30 到 60 分钟
游戏情景	・自然融合情景：学校、家庭、治疗/社区场所 ・特别设计的游戏空间（各种各样的激励性材料、活动和主题）以鼓励互动和想象力游戏
游戏活动结构	保持常规、仪式和视觉支持的一致性，以增强儿童对游戏课的熟悉感、对具体活动可预期性和对游戏团体的认同感
	IPG 评估
观察	自然观察游戏中的儿童： ・社会性游戏形式 ・游戏的象征性层面 ・游戏的社会性层面 ・沟通的功能和方式 ・游戏偏好和游戏的多样化程度
评估工具	・游戏问卷 ・游戏偏好清单 ・整合性游戏团体观察 ・个人游戏发展概况 ・IPG 月度进展记录（包括目标样本） ・IPG 总结报告
	IPG 干预
引导式参与	游戏向导运用下列方式使支持体系能促进儿童们在社交互动、沟通、游戏和想象力方面的发展： ・监控游戏的发起行为 ・鹰架游戏 ・社交沟通指导 ・游戏引导

习方式和发展水平。

　　游戏课是通过形成可以增加熟悉感、可预测性和团体认同感的常规和仪式而组织起来的。个性化的视觉时间表和日程表能够帮助儿童提前了解见面的日期和时间。公平有礼的行为以及适度爱护玩具的基本规定应该在游戏团体刚建立的时候就提出。游戏课包括开始和结束的仪式（例如，问候、唱歌以及简短讨论计划和策略）。通过给游戏团体起名字和进行相关的仪式来确认团体身份。（关于 IPG 环境设计的更多细节请参阅第二篇）

IPG 评估

　　在整合性游戏团体中引导儿童所采用的技巧是基于高质量的评估，这一评估是建立在对儿童游戏的敏锐观察之上的。游戏向导必须非常熟悉为本模式专门制定并使用的一整套评估工具及技术。通过系统性的观察，游戏向导拟定出符合实际且有意义的目标，而这一目标决定了干预对新手游戏者能起到多大的作用，同时也为系统记录和分析儿童的进步提供了基础。因此，整合性游戏团体评估聚焦于社会性游戏方式、游戏的社会性和象征性层面、沟通的作用和方式、游戏偏好和游戏的多样性。（关于 IPG 评估的更多细节请参阅第三篇）

IPG 干预："引导式参与"

　　引导式参与是指通过一套设计周密的支持体系来实施的干预。游戏课是根据儿童的独特兴趣爱好、能力和需要而量身定制的。游戏向导要有条不紊地引导新手和高手游戏者参与到共同喜爱的游戏活动中，例如，假扮、建构、艺术、音乐、运动和互动游戏，促进在社交互动、沟通、游戏和想象力方面的发展。儿童逐渐学会如何在成人支持不断减少的情况下一起玩游戏。干预的目的是增加新手和高手游戏者的游戏发起机会，并将喜爱的活动融入社会性合作游戏之中，与此同时，激励新手游戏者尝试新的且更为复杂的游戏形式。通过这一套方法，游戏向导协助整合性游戏团体成员进行活动。

- **监控游戏的发起行为**（monitoring play initiations）重点是识别、解读和回应新手游戏者通过独特的方式来表达他们想跟同伴游戏的意愿，从而发掘出新手游戏者的社交和游戏意图。
- **鹰架游戏**（scaffolding play）指的是系统地调整帮助力度，使提供的帮助符合或略微超过儿童能够独立参与同伴游戏的程度，即在儿童的"最近发展区"之内，以鼓励儿童的游戏发起行为。
- **社交沟通指导**（social-communication guidance）聚焦于帮助新手和高手游戏者使用口语和非口语策略来吸引彼此的关注并共同参与喜爱的游戏活动。
- **游戏引导**（play guidance）旨在支持新手游戏者在同伴游戏中进行或参与稍微超过其能力的活动，同时也能够以其现有的水平充分融入整个游戏之中，哪怕参与有限。

（关于 IPG 干预的更多细节请参阅第四篇）

本章总结

在本章中我们探讨了游戏的多种含义。游戏的定义特征包括自发的、快乐的和主动参与与物品、自己和他人的游戏。我们审视了游戏在儿童生活中的重要地位，并从社会文化、自身发展和人权角度衡量其内在价值和意义。这对孤独症儿童有着重要的意义，因为他们在缺少明确的支持时既没有机会也没有方法进行游戏。在这种概念框架中，我们介绍了通过同伴游戏引导儿童发挥社交潜力和想象力的技巧以及整合性游戏团体模式的基本特征。

本书后续的章节致力于将理论转化为有效且有意义的实践。我们将在第二篇中重点介绍为孩子们设计的整合性游戏团体。

第二篇

游戏舞台的布置
整合性游戏团体课程和环境设计

> 舞台不仅仅是所有艺术的聚集地,
> 更是艺术对生活的回归。
> ——奥斯卡·王尔德

第三章

整合性游戏团体的组织筹划

本章重点

本章主要描述了整合性游戏团体的筹划过程。下面是本章的重点主题：

▶ 确认整合性游戏团体模式是否适合某位儿童

▶ 启动过程

▶ 制订整合性游戏团体行动方案

▶ 团队规划

▶ 指定角色和责任

▶ 其他计划事项

我是如何启动整合性游戏团体模式的

我的背景

我开始参与整合性游戏团体的建立是在 2000 年春天,那时我刚参加完帕梅拉·沃尔夫伯格举办的一个初级研讨会。我被她的故事和她的工作所鼓舞。于是我就在本地社区的一所小学里开办了面向该学区小学生的孤独症课程。我的沟通课程班级有五个男孩。我本身是一个幼儿言语语言治疗师。出于我的早期童年经历,我深知游戏在儿童发展中的重要性。由于我在语言和言语方面的背景,我了解社交沟通技能的重要性。这就是整合性游戏团体模式对我有如此大的吸引力的原因,因此,我决心要有所作为。

申请经费

我申请了一笔可以让我用于高级培训、督导和咨询服务的经费……拿到这笔经费后,我便开始学习关于整合性游戏团体的更多事项。之后,我又申请了一笔购置"游戏室"玩具和材料的经费。值得庆幸的是,受益于社区资助项目的大力支持,经费再次获批了……

布置游戏环境

我工作的地点是一栋建于 1919 年的大楼,里面有很多"没用"的小房间。于是,我便将这些"没用"的房间改建成了我的"游戏室"。在 2000 年暑假期间,我购买了推荐的玩具和材料,并开始着手布置游戏环境。

游戏成员的招募和准备

在 2000 至 2001 学年开学前,我已经基本准备就绪了。在开学以后,我便向我的学生和被我选作高手游戏者的同伴的家长们发出了知情同意书(尽管这时一个三年级学生已经选好了自己的团体成员)。收到知情同意书的回执后,成员也都到齐了,我立即跟游戏团体的成员们举行了一次会议来向他们解释团体的目标。

2000 年 10 月,我组织的整合性游戏团体持续开展活动。在过去的 7 个月中,我和每一位参加游戏团体的人一样都学到了许许多多的东西。

见习游戏向导塔拉·图赫尔

(注:塔拉将在第八章分享她在整合性游戏团体中引导儿童的更多经验。)

塔拉是一位有天分的专业人员,这让她成为一名称职的游戏向导。正如她讲述的见习期工作经历,要成功创建整合性游戏团体需要进行大量的前期筹划和准备工作。毋庸置疑的是,计划越周密,成功的可能性越大。在认真开展游戏团体活动之前,如果你能付出额外的努力去组织并系统地执行精心制订的计划,将会大大减轻肩负的重担。不受烦琐的行政事项的影响,你就可以聚精会神地去提升在游戏中引导儿童的技巧了。

确认整合性游戏团体模式是否适合某位儿童

在过去的十年间，为孤独症谱系障碍儿童提供的干预、治疗方法在数量和类别上都迅速增加。虽然现在有更多选择了，但是梳理出儿童的个别化教育和治疗方案到底应该包括什么样的任务内容却让人犯愁。关于满足特殊儿童需要的行之有效的方法仍有很多鱼龙混杂的信息，这让问题变得更加复杂了。

经验告诉我们世上"没有放之四海而皆准"的方法。我们充分认识到每一个孩子都是独特的，不论是从发展的角度，还是从文化和社会经验方面都是如此。因此，整合性游戏团体模式的实践也许适合某些儿童（在他们发展和人生的特定阶段）而不适合另一些儿童。

此外，即使整合性游戏团体模式的确适用，各种因素的不同也会使之对一个儿童的影响与对其他儿童的影响大不一样。虽然我们倾向于将整合性游戏团体模式作为儿童教育和治疗方案的一个组成部分，但我们从不声称拥有所有的解决之道，并且也不作任何康复或治愈的保证。

那么剩下来的问题就是你如何才能为孩子做出明智的决定，正如我为专业人士和家庭所提供的建议那样，你要考虑能够满足孩子的同伴社交和游戏需要方面的所有潜在选项。想一想你心中为孩子设立的目标，并用它去比较和权衡不同的选项。我们的目的是将整合性游戏团体模式作为众多可供选择的方法之一，并成为一个可提供相关信息的起点。

启动过程

我们在决定将整合性游戏团体模式作为某个儿童的教育和治疗方案的一部分时，首先也是最重要的原则是以这个儿童为中心。当然家庭在决策过程中也扮演着重要的角色。专业人士和家长通常会在以下情况推荐整合性游戏团体模式：（1）确定该儿童在发展上的特定困难和延迟已经影响到其自发和同伴游戏及社交的能力；（2）一致认可该儿童会受益于专门针对这些需求的密集干预。启动过程有很多不同的方式（参见表3.1）。

转介

整合性游戏团体模式的启动方式之一是经过外部转介。转介通常来自专业人士（诊断医师、发展方面的专家、学校教职人员、治疗师及其他具备特殊需要儿童知识的专业人士）的评估。向学区、社区中介机构或者其他服务或照顾机构提出，建议他们提供必要的资源和支持，保障整合性游戏团体模式能够有效实施。

民间团体的工作

为孩子们启动整合性游戏团体模式的一种更为常见的方式是通过民间团体进行。我们与很多学区、中介机构和社区项目合作密切，将整合性游戏团体模式嵌入到他们为孤独症及相关特殊需要的

表 3.1 为儿童启动整合性游戏团体模式

转介	民间团体	IEP 流程
·诊断性评估 ·具备相关儿童知识的专业人员推荐 ·学校或中介机构推荐	·将整合性游戏团体模式嵌入学校、家庭和社区为儿童提供的一系列服务方案中 ·家长、专业人士和管理人员之间相互合作为儿童启动、实施整合性游戏团体模式并持续开展整合性游戏团体活动	·"整合性游戏团体模式可以让儿童实现 IEP 中的大目标和小目标",IEP 团队在这一点上需要达成共识;学校或中介机构负责为开展整合性游戏团体活动的人员提供充分准备

儿童所提供的服务中。小规模和大规模的方案都得到了采纳,为一位或多位儿童在特定的地点、学区或中介机构提供服务。我们还通过家庭支持团体与机构之间的合作服务,指导家长们在家中或者社区里开展同伴游戏活动。

不论何种情况下,那些民间团体中组织得最成功的整合性游戏团体都少不了家长、专业人员和行政人员的通力合作,他们确保为成员提供充足准备和支持,包括提供必要的培训和现场督导,以及有效地开展团体活动所需的场地、时间和材料。

IEP 流程

越来越多的整合性游戏团体行动方案通过个别化教育计划(Individualized Education Program,IEP)得以启动和实施。在多数情况下,IEP 团队都赞同整合性游戏团体模式的实践适合特殊儿童。IEP 团队把这些措施作为儿童的教育/治疗方案中不可或缺的组成部分是为了:(1)让儿童达到其目标或标准;(2)确保儿童能接受到适当的教育包括接触到普通同伴。在签订 IEP 以后,服务学区和有关机构就有责任确保相关人员接受必要的培训和现场督导,并获得场地、时间和物资保证,以有效地执行干预,满足儿童的需要。

制订整合性游戏团体行动方案

一旦做出了要为一个或者多个儿童开展整合性游戏团体活动的决定,第一步就是要组建一个团队(如下)为每个准备接受干预的儿童制订一份行动方案。整合性游戏团体的行动方案为对课程的具体内容和细节提供指导。此工具可供您复印使用(参见第二篇的动手活动)。IPG 行动方案可分为几个方面,每个方面都代表计划过程中的一个基本步骤,包括:

- 整合性游戏团体团队
- 游戏成员的招募和准备
- 准备游戏环境
- 安排游戏课程
- 其他计划事项

上述的每一方面都包括特定的问题和相应的实操练习（参见第二篇的实操练习）。实操练习包括一系列集思广益的动手活动，这些可以由组织整合性游戏团体的团队成员或由这些成员与其他同事合作进行。图3.1提供了整合性游戏团体行动方案的一个范例。

团队规划

整合性游戏团体团队

整合性游戏团体团队（尽可能）由专业人员和家长组成，他们要共同制订和执行行动方案。将那些在不同专业领域与儿童一起工作的成员聚集在一起并听取他们不同的观点，对行动方案的制订很有帮助。例如，当在学校环境中为一个或者多个儿童制订整合性游戏团体计划时，征求跟儿童有直接工作经验的不同专业人士的建议非常有益，比如，老师、言语语言治疗师、作业治疗师，以及家长与其他服务和照顾的提供者（包括在家庭里或社区中工作的家教、治疗师和儿童照顾者）。

下面是一个学校环境中的典型整合性游戏团体团队的范例：
- 特殊教育老师（担任游戏向导）
- 教学助理（担任助理游戏向导）
- 言语语言治疗师（担任主要顾问）
- 作业治疗师（担任主要顾问）
- 家长（担任主要顾问）

整合性游戏团体工作组

为多名儿童制订整合性游戏团体计划的时候，组建一个由不同团队的成员构成的工作组或支援队常常是富有成效的。例如，在同一学区或者相关的机构中，在创建他们的整合性游戏团体课程的时候，来自几个学校或者课程方案的团队可以定期聚会以相互帮助。在推进整合性游戏团体行动方案进行的过程中，工作组的常规聚会可以继续保持，以便成员们互相交换信息、资源和意见。工作组还可以启动合作项目，比如，组织玩具捐赠活动、开展宣传活动。

指定角色和责任

团队规划的首要任务是为其成员指定主要的角色和责任。让所有团队成员都熟悉整合性游戏团体的组建原则和运作方法非常重要。特别关键的是要让担任领导角色的人做好充分的准备。

◆ 整合性游戏团体课程和环境设计工具 ◆

整合性游戏团体行动方案

	整合性游戏团体团队	
✓	组建一个团队，指定角色及其主要责任 　　游戏向导：特教老师帕特丽夏 　　助理向导：教学助理乔治 　　主要顾问：家长、言语语言治疗师、作业治疗师、心理学家 　　IPG 协调员：无	
✓	将团队定期会面制度/任务小组确定下来 　　每月第一个星期一进行午餐会；和其他实施 IPG 的学校一起组成工作组	
	游戏成员的招募和准备	
✓	决定以何种方式招募游戏成员并确保获得许可 　　向三年级老师征求好的高手游戏者的人选建议 　　进行游戏团体的试演 　　发出知情同意书	
✓	选择新手游戏者 1. 弗雷德里科——被动型儿童 2. 阿尼亚——主动怪异型儿童	选择高手游戏者 1. 马尔科姆——风趣、调皮蛋 2. 贤——外向、领导者 3. 莉莉——温柔、体贴型 候补成员：塔尼沙
✓	设计及进行训练活动，让团体成员树立意识，做好准备（实操练习 1~2） 　　安排时间让游戏成员参观游戏场所 　　模拟游戏："不简单的西蒙说" 　　举行讨论会：阅读关于孤独症儿童的书籍 　　画图：通过图片展示和新朋友游戏的方式 　　新生训练：讨论对游戏团体开始时的期望/让儿童们探索游戏场所及材料	
	布置游戏环境	
✓	选择集合地点：学校 决定游戏区域设在何处：言语语言治疗室 选择和收集基本的以及主题式的游戏材料（实操练习 3~4） 设计和布置游戏区域（实操练习 5）	
	安排游戏课程	
✓	确定游戏团体的活动时间：星期二和星期四（2:00~2:30） 设计个性化游戏团体时间表（实操练习 6） 制定游戏团体的规则（实操练习 7） 设计开始和结束仪式（实操练习 8） 设计增强团体认同感的活动（实操练习 9）	
	其他计划事项	
✓	确保获得行政支持：撰写建议书/会见校长 申请和募集资金：学校的玩具捐赠活动、烘焙义卖 举行宣传活动，增强相关意识：家长教师联谊会讲座/分发宣传单 招募工作人员/实习生/志愿者：让见习大学生拍摄记录；高中生志愿者帮助制作游戏材料	

图 3.1　整合性游戏团体行动方案的一个范例

游戏向导

对实施整合性游戏团体行动方案起最关键作用的是跟儿童直接打交道的游戏向导。一个游戏向导通常一次只会去协助一个团体。一般在执行各种各样的必要任务时，游戏向导担任领导角色以确保整合性游戏团体的组建和运作，包括：

- 游戏成员的招募和准备（参见第四章）
- 布置游戏环境（参见第五章）
- 组织游戏课程（参见第六章）
- 进行评估（参见第七章）
- 执行干预的操作（参见第八至十二章）

资质。被选中作为游戏向导的大部分人都有跟孤独症谱系障碍儿童一起工作或者照顾他们的经验。其中很多人都持有资格证书并拥有高学历。就算是担任教学助理、儿童照顾者、家教和实习生等其他职位的人员也正在努力取得下列领域的资格证书和学位：

- 教育（特殊教育和普通教育）
- 言语语言治疗
- 心理学/精神健康
- 儿童发展
- 咨询/社会工作
- 游戏治疗（play therapy）
- 作业和物理疗法（occupational-physical therapy）
- 娱乐疗法（recreational therapy）
- 适应性体育教育（adaptive physical education）
- 行为干预

角色是否适合你？ 我们的研究和临床经验让我们更加深入地了解到游戏向导在实施整合性游戏团体行动方案的不同阶段是怎样看待他们自己的角色的（O'Connor, 1999; Wolfberg & Schuler, 1992）。例如，一些人比其他人更能胜任这个角色。知识功底深厚并对促进儿童之间的社交互动和游戏具有敏锐直觉的人在充当这个角色时会十分得心应手。另一些人可能需要更多时间去增加知识、技能和经验，而后才能胜任此角色。还有一些人则根本不适合这个角色，可能因为这与他们的天性、信念或与儿童工作的既有方式产生了冲突。因此，重要的是认清自己能否胜任这一角色。

其他角色

助理向导。有时候，在引导整合性游戏团体成员活动的过程中至少同时要有两个成人在场，这不仅有帮助而且是必要的。对于那些有非常年幼以及问题行为严重的儿童的团体来说更是如此。在这种情况下，建议让一名助理向导在场协助游戏向导。需要强调的是助理向导须服从游戏向导的领导，并且只能在得到游戏向导指示之后才能介入。他们也许会被要求去帮助布置游戏材料，带孩子去上厕所，或者把逃离场地的孩子找回来。当一切都井然有序时，他们也许会被要求为游戏课程拍摄相关的影像资料。助理向导还经常承担诸如教育助理、家教或儿童照顾者等其他的职责去服务儿童。在成为游戏向导并在游戏团体中承担更加重要的角色之前，一些干预人员和照顾者通常会首先担任助理向导来积累必要的经验。

主要顾问。主要顾问根据他们与儿童打交道的经验及掌握的相关知识为游戏向导提供建议。专业人员和家庭成员也可以根据他们各自的专长在相关方面做出贡献，将其作为一种为儿童建立连续的教育/治疗方案的尝试。典型的情况是由一位特殊教育老师担任游戏向导。主要顾问可能是言语语言治疗师，他们可以对促进沟通和语言发展的合理目标、使用的方法和适当的工具提供建议。而作业治疗师或者物理治疗师可以对感觉统合活动提出建议，以便在课程开始时最大限度满足某些儿童的需要。最后，家长可以提供孩子独特的兴趣和在家中的游戏行为的信息以便能够将其结合到游戏课程之中。

IPG协调员。在某些情况下，让游戏向导之外的其他人担任一个或几个整合性游戏团体的协调员也许切实可行。这对致力于在大规模的项目中服务很多儿童的学区、教育服务中心、家长组织和其他相关中介机构特别适用。协调员常常通过担任课程专家、行政人员或者其他督导的方式去履行职责。协调员从行政管理的角度去监督课程，并且充当不同专业人员和相关家庭之间的联络员。他们可以制定培训和监督时间表，向公众宣传，组织工作组或支持团体定期聚会，为游戏课程录制视频，并为不同游戏团体中的每个儿童制订评估和数据评价。

其他计划事项

在整合性游戏团体课程的设计阶段也许需要把各种各样相关的计划事项纳入考虑的范围之内。

加强宣传

为了赢得对启动整合性游戏团体项目的支持，很有必要在运作整合性游戏团体的所在社区、学校和机构中进行相关的宣传提高公众的认识。也就是说，要加强行政人员、服务提供者和家长之间的正式和非正式的接触，以分享关于整合性游戏团体的信息和他们及其孩子/学生可能参与的方式。可以利用学校和机构中的家长教师联谊会举办宣传讲座。社区意识的提高可通过家长组织和支持团体、邻里协会、娱乐中心和儿童保健项目进行宣传。和各种各样的人或团体会面，将有助于清晰而准确地向他们传达关于整合性游戏团体以及实施该模式愿景的信息。

确保获得行政支持

在首次介绍整合性游戏团体模式的理念时，与有关的行政人员以及各级官员见面，确保其符合管辖学区或机构的规定，这一点非常重要。这种主动出击的方式可以保证在计划进行的整个过程中，沟通渠道畅通无阻。例如，一些学区要求取得校长或相关行政官员、普通和特殊教育主管，甚至学区负责人和教育局的批准。学校校长还可能要求与主要人员保持定期联络。此外，还可能需要填报办理保险手续等相关文书工作。

经费考量

由于资源有限，整合性游戏团体的运作经费也是家庭、学校和机构担忧的问题之一。所需的经费根据游戏团体数量的多少和可使用资源的情况而有所不同。对于拥有相应人员、场地和材料的学校和机构来说，开销主要用于培训和督导。没有这些条件的话，则可能需要雇用外部人员去运作整合性游戏团体，以及租赁场地和购买材料。下面是一个组建和运作高品质整合性游戏团体通常所需要的费用清单：

- 游戏向导的初级培训和后续/实地督导（参见附录A）
- 雇用担任游戏向导及助理（视需要而定）之职的人员
- 游戏区域的指定空间（参见第五章）
- 购买游戏材料和用品（参见第六章）
- 评估使用的拍摄设备（参见第七章）
- 其他用于日常管理的一般行政开支

下面是关于筹集和申请经费的一些建议。

捐赠。找企业、公司和慈善家捐赠（例如，玩具生产厂商可赞助游戏材料）。

社区活动。举办学校、邻里和社区的赞助活动，例如，玩具捐赠活动、义卖会、拍卖会、烘焙义卖、社区旧货拍卖、拼布工艺义卖、街头义演、才艺秀、自备菜肴晚餐会、慈善健走、抽奖或者木偶剧演出。

补助金。向私企、社区服务和非营利机构、学校和院校、专业机构和政府代理机构申请补助金。

正式募捐活动。举办一场由赞助者付费参加的正装晚宴、名人义卖或戏剧表演的正式募捐活动。

招募工作人员和志愿者

招募整合性游戏团体的工作人员和志愿者在某些情况下可能是必要的，也是可尝试的。"口耳相传"一般是个不错的开始。此外，可以通过网络或在当地机构发布的通讯录上刊登告示。也可以在广告栏张贴告示或请大学老师在他们任教的大学或者院校的课堂上帮助宣传。心理学系、特殊教育系、语言和沟通系、儿童发展系和作业治疗系都是招募领导角色的首选之地。志愿者还可以从高中、社区大学中招募。

本章总结

本章我们将重点放在整合性游戏团体的组织筹划上。启动整合性游戏团体项目的方式包括通过转介、民间团体工作以及 IEP 流程。流程的下一步要为每个目标儿童制订一份整合性游戏团体行动方案。IPG 行动方案最好由家长和专业人员合作组成的 IPG 团队予以实施。为了达到各司其职,需要描述不同成员的角色和职责。在这个阶段,重要的是确保游戏向导做好充分的准备以能合格地完成工作。IPG 行动方案还涉及诸如经费问题等其他事项。在下一章中,我们将重点讨论 IPG 行动方案的第二个主要部分——游戏成员的招募和准备。

第四章

游戏成员的招募和准备

本章重点

本章着重于介绍整合性游戏团体成员的招募和准备。重点探讨的话题如下：

- ▶ 团体构成
- ▶ 选择兴趣相投的游戏成员
- ▶ 招募游戏成员
- ▶ 相关宣传：孤独症以及多元包容的社会意识
- ▶ 游戏团体的新生训练

> 爱丽丝对镜中世界说："我有权杖在手中，王冠在头上。让镜子中的那些家伙们，无论是什么怪物，都出来和红心皇后、白皇后与我一同进餐吧！"
>
> —— 刘易斯·卡罗尔《爱丽丝镜中奇遇》

将志趣相投的成员们召集在一起组成整合性游戏团体与召集一班人马在舞台上演出没有什么不同。要使一群人组成一个紧密无间的合作团体，彼此照应，有许多因素需要考量。我们通过研究和实践了解到，让专业人员挑选合适的儿童组建团体是可行的。我们还了解到可以通过一些方法去引导孩子们，使他们能够更好地扮演作为伙伴、玩伴和朋友的新角色。

团体构成

新手游戏者

新手游戏者包括所有能力水平的孤独症谱系障碍儿童和其他广泛发育障碍的儿童。他们可能没有口语或者有口语，有重度、中度或轻度的孤独症或阿斯伯格综合征。我们相信只要为每个儿童提供最理想的支持，就可以让他们成功地参与到整合性游戏团体之中；我们不会因为问题行为就排斥他们，除非在由一位训练有素的干预人员为他们提供了一对一帮助的情况下，他们仍然还会对自己或他人的安全造成严重威胁。我们会视个案的具体情况做出决定。

对那些还没有接受过教育或者治疗课程的新手游戏者，我们通常不会让他们立即加入整合性游戏团体。对于非常年幼的、刚确诊的孩子，我们会建议让孩子先参加有成人参与互动的干预课程以满足孩子基本的社交、情绪、沟通和行为需求，在孩子适应以后再加入整合性游戏团体。

高手游戏者

高手游戏者包括那些有社交能力并且喜欢和其他孩子们玩游戏的普通同伴和/或兄弟姐妹。通常从儿童日常进行同伴社交的场所去招募他们，例如，学校、家庭、邻里和社区。高手游戏者应该能够在新手游戏者感到最困难的方面发挥榜样作用。这些方面包括社交互动、沟通、语言、游戏、想象力和行为。因此，在这些方面也存在类似困难的儿童并不适合担任高手游戏者。

年龄范围

整合性游戏团体是为学龄前到小学年龄段（3至11岁）的儿童专门设计的，但并不意味着不能为年龄更小或更大的儿童做出相应的调整。在实践中，我们倾向于在更加正式的早期儿童（大约从3岁开始）课程框架中让那些正处于开始想要扩展朋友圈子的儿童们加入进来。这时正是同伴文化占据主导地位的时期，普通儿童在此时对需要更多社会性合作的游戏活动越来越感兴趣。虽然儿童在进入中学年龄段以后也不太可能停止游戏，但出于务实的考虑，我们更注重支持处于小学年龄段（最大年龄在 11 岁左右）的儿童。

团体规模和比例

每个整合性游戏团体中包括至少三个，但不超过五个儿童（见表 4.1），高手游戏者要多于新手。也就是说一个三人团体要包括一个新手和两个高手；一个四人团体要包括一个新手和三个高手；一个五人团体要包括一个新手和四个高手或两个新手和三个高手。团体的规模可根据诸多因素加以调整，包括儿童的年龄、能力和经验。对一些年幼的儿童以及需要给予高强度支持的儿童而言，从三个人组成的团体开始比较现实一些，也易于管理。根据我们的经验，"五"对绝大多数的整合性游戏团体来说似乎是一个神奇的数字，因为它可以为儿童们提供更多的机会。只要有五个人，孩子们就可以组成一个双人组和一个三人组，甚至也可以时不时地玩单独游戏，无论哪种都是游戏中的自然组合形式。

表 4.1　游戏团体结构概览

团体构成	特征
新手游戏者	所有能力水平的孤独症谱系障碍及相关障碍儿童 包括无口语或有口语，重度、中度或轻度的孤独症/PDD 或阿斯伯格综合征儿童
高手游戏者	普通同伴或兄弟姐妹 在社交互动、沟通、游戏和想象力方面作为榜样
年龄范围	学龄前到小学年龄段（3 至 11 岁） 可适当为年幼和年龄较大儿童做出相应调整
团体规模和比例	高手游戏者较新手比例更高： ·一个新手和两个高手 ·一个新手和三个高手 ·一个新手和四个高手 ·两个新手和三个高手

选择兴趣相投的游戏成员

选择彼此之间兴趣相投的新手和高手游戏者共同组成整合性游戏团体是十分重要的，因为成员之间的特质和互动决定了团体的活力。根据儿童的性别、年龄、发展程度和能力、性情、游戏互动和社交方式、游戏偏好和主要语言去混编和配对，可以带来各种各样的好处和体验。如果需要选择兄弟姐妹作为高手游戏者，则还必须加以特别的考虑。以下更详细地描述了这些需考量的因素。

性别

虽然全部由男孩或女孩组成的团体，和将男孩与女孩混编在一起的团体没有所谓优劣之分，但一些儿童会存在特别的偏好。某些儿童可能会对那些在某一特定性别的群体中更受青睐的或者更为流行的游戏活动感兴趣。例如，很多小男孩都非常喜欢电视节目《托马斯和朋友》中的火车玩具，很多孤独症男孩们更是对其特别着迷。有些儿童可能过于狭隘地专注于只有女孩或者只有男孩参加的游戏，所以需要通过与不同性别的孩子们建立关系去拓展他们的社交经历。

年龄

虽然整合性游戏团体通常将年龄相同或相近的儿童召集在一起，但也可能包括年龄不同的儿童。当由那些恰好不在相同年龄段的兄弟姐妹们（不是双胞胎）、表兄妹们或邻居的孩子作为游戏者组成团体时，混龄团体是合乎情理的。混龄团体可以为团体活动提供更多的可能性。将年龄相近的儿童聚在一起去跟同龄伙伴们结成友谊是我们社会中的常见方式。虽然孩子们的确可以和年龄更大或更小的同伴们结交朋友，但在孩子们进入学龄期以后这种情况就很少见了。

发展程度和能力

以儿童的发展程度和能力混编和配对新手和高手游戏者在整合性游戏团体框架中提供了不同的好处。例如，新手游戏者更可能会自发地模仿那些跟他们在发展和能力方面更接近的同伴们。但是，都是由非常年幼或者不成熟的游戏者组成的团体可能并不具有优势，因为高手游戏者的技能也许还不足以娴熟到能够帮助新手的程度。发展程度较好的同伴更可能及时做出回应，并且善于帮助和那些技能较差的儿童，为他们提供鹰架式支持。

性情、游戏互动和社交风格

在组建团体时，还应该考虑具有不同社交风格的新手游戏者（孤离型、被动型和主动怪异型）对同伴的性情和游戏互动方式会做出什么样的反应。例如，某些儿童可能对不同的性情会有特别的反应。喜欢嬉闹的活跃的新手游戏者可以和喜欢安静的内向的高手游戏者混编和配对。儿童可能会对特定的游戏互动方式做出良好的反应，这些方式可能具有不同的优势。

负责和领导团体的高手游戏者可以提高游戏的结构化水平和可预测性。应该注意的是，这对许多具有控制倾向且存在控制欲望的阿斯伯格综合征儿童尤其重要。安排一位领导能力很强的同伴带领这样的儿童进行轮替，能够让其学会如何更加灵活且不是那么盛气凌人，从而使他们受益匪浅。呵护型甚至宠溺型的高手游戏者在接纳那些逃避型和被动型的新手游戏者时也许会显得特别有耐心和恒心。但是，需要注意的是，过度的关爱（又称"母鸡妈妈"效应）会导致新手游戏者对高手游戏者的过度依赖，从而对其学习技能毫无助益。每个整合性游戏团体都应该至少有一个能够活跃气氛的游戏者。喜欢开玩笑和能以善意方式打趣的游戏者会有助于增加游戏的趣味性和灵活性，并且让每个人都受益于其中。

游戏兴趣

将有共同游戏兴趣或至少具有发展共同兴趣潜力的新手和高手游戏者召集在一起是非常有益的。因为很多孤独症儿童的确对那些在同伴文化中常规的或流行的活动、玩具、书籍和电影感兴趣和着迷，要找到与之能很好配合的同伴并不困难。但是也有很多孤独症儿童的兴趣爱好过于奇特，以致要找到同样对他们的爱好感兴趣的同伴极其困难。即便如此，还是有能够鼓励孩子们围绕着难懂的兴趣而建立游戏关联的方法。例如，对字母和数字痴迷的儿童可以和喜欢玩假扮学校游戏的同伴建立游戏上的联系。（我们将在第三篇和第四篇着重讨论评估和干预时具体讲述）

主要语言

由于我们有很多人都生活在多文化的社区之中，在整合性游戏团体中将儿童常讲的语言纳入考量也很重要。对于不会讲主流语言的新手游戏者（也许因为他们是新移民），安排至少一位跟他们使用相同语言的同伴是很有帮助的。这个同伴不仅可以充当团体的翻译，而且还可以通过使用他们在家庭环境中所熟悉的语言为新手游戏者营造一种安全感。对于某些儿童来说，手语就是他们主要的沟通方式。在这种情况下，安排能流利使用手语或正在学习使用手语的儿童进入团体就更加合乎情理了。

兄弟姐妹之间的关系

兄弟姐妹们参加整合性游戏团体的情况并不鲜见。在一些案例中，兄弟姐妹可能会作为两个新手游戏者，在另一些案例中则可能分别作为新手和高手游戏者。在所有的案例中，重要的是要认真考虑让兄弟姐妹加入同一整合性游戏团体是否可行。对于一些兄弟姐妹，一起参加整合性游戏团体不过是他们家庭游戏生活的一种自然延伸，所以是情理之中的事情。如果孩子们以相互陪伴为乐，那他们一起加入同一团体就很适合。在其他情况下，在某些特定的时间，把兄弟姐妹安排到同一团体也许并不是一种明智的选择。有些兄弟姐妹对加入同一团体表示反感，这有可能是因为他们正处于"手足相争"的时期，或者他们还未能接受兄弟姐妹有残障这一现实。如果仅一个孩子加入了整合性游戏团体，不要让他/她没有加入的兄弟姐妹产生被排除在外的感觉。例如，可以为那个没能加入团体的孩子另外组织一个特别的活动或游戏团体。在某些情况下，让典型发展的兄弟姐妹作为高手游戏者参与到另一个与其孤独症的兄弟姐妹所在团体不同的整合性游戏团体也是一种不错的做法。

为整合性游戏团体选择兴趣相投的游戏成员需要考虑的因素

当为组建一个游戏团体而混编和配对新手和高手游戏者时，需要考虑的一系列变量有：
- 性别
- 年龄

- 发展和能力
- 性情、游戏互动和社交风格
- 游戏兴趣
- 主要语言
- 兄弟姐妹之间的关系

招募游戏成员

……我今天启动了本年度的第一个游戏团体项目。孩子们很快带来家长知情同意书的回执，因为他们都兴奋地期待游戏团体活动的开始。我在学校走廊上遇到去年的多位"游戏高手"，他们都一再追问我游戏团体活动何时开始。（塔拉，个人通信）

在日常的社交圈子中寻找同伴

在组建整合性游戏团体时，一个要重点考虑的因素是能否发展有意义且长期的友谊。因此，从一个共同的社交圈子里去寻找自然的同伴支持是最佳的选择。如果可能的话，高手和新手游戏者应尽量来自同一个同伴团体，例如，他们是同一班级的或在同一个学校中的不同班级，是邻居或会一起参加家庭聚会和其他社区活动。最理想的情况是，新手和高手游戏者不仅彼此熟悉，甚至有相同的爱好。

如果新手游戏者与同伴的接触有限，则可以利用社区的资源（如从家庭学校关系网、娱乐中心或可以为学生寻找社区服务的私立学校）为其建立社交网络。我们的目的是要促进将游戏者在整合性游戏团体中结下的友情转移到其他自然发生的社交活动当中，例如，生日派对、合宿派对和郊游。

征求推荐

在招募游戏者参与整合性游戏团体时，你可以首先向熟悉儿童的成人去征求意见。例如，可以询问老师、治疗师或家长们，让他们推荐一些他们认为有可能成为优秀候选人的儿童。熟悉儿童的成人能敏锐地觉察儿童之间天然的吸引力或哪些儿童开始形成友谊。他们可能还了解那些儿童们所喜爱的特定的活动、玩具、书籍或电影。

去了解游戏者

去了解你准备邀请加入整合性游戏团体的儿童通常不失为一个好的主意。最好能花一些时间，在他们社交和游戏的时候跟他们待在一起。如果有可能的话，在新手游戏者所在的社交场所去观察候选的高手游戏者，例如，在课堂的自由游戏时间，在游乐场所、家里或者附近的公园。你可以借机来观察不同的社交和游戏场合中儿童的表现。花时间跟孩子们聊聊他们的游戏爱好，或他们喜欢哪些孩子做自己的朋友。也可以问问孩子们是否有兴趣参观你的教室、加入游戏课程或去家里跟其他孩子一起玩。

进行游戏团体试演

在确定游戏团体的成员之前，可以进行游戏团体试演。你可以将高手和新手游戏者按照不同组合形式，一次或者多次带领到你的教室、家庭和课堂上参观。在这个时候，不要对你邀请来参加游戏的儿童做出任何承诺，这一点非常重要。你最好事先选取一些可激发游戏想法的玩具布置好游戏区域，以便在孩子们玩玩具的时候观察他们（参见第五章）。虽然进行试演也许不能让你全面准确地了解孩子们在组建的团体中如何相处，但这一尝试可能有助于对成员的选择。

向游戏者发出邀请

一旦你确定了游戏团体的成员人选，就需要向他们发出邀请，前提是他们的家长或者法定监护人必须同意（参见图4.1）。虽然参与活动的前提是自愿，但我们仍希望高手游戏者们能承诺在这期间定期聚会（参见第六章关于日程安排的内容）。在签字以前，必须完全告知他们（及其家长或法定监护人）关于承诺的具体内容，让他们自由选择是否参加。对于年龄稍大一点的儿童，和他们订立一份简单的书面契约也很合适。能力较强的孤独症或阿斯伯格综合征儿童也可以像高手游戏者一样表达他们的承诺并从这一表达行为中受益。

以知情同意书取得许可

必须告知所有游戏团体成员（包括高手游戏者）的家长和监护人，并获得他们的知情同意书，不得有例外。知情同意书通常要写明团体课程的具体信息以及参与该活动对儿童潜在的益处和风险。务必使新手游戏者的家长充分了解医生、老师、治疗师和行政人员的转介，以授权将整合性游戏团体模式作为对孩子的一种干预措施。最好采用亲自告知或电话沟通，配合以常用语言书写的通知单这些方式来和家长取得联系。

请牢记，儿童正式签字成为新手或者高手游戏者后，不能把是否准许他们参与整合性游戏团体当作一种奖惩手段，而要将之作为事前安排好的活动那样，允许每一个人的加入。

图4.1提供了一个可根据具体情况和需要进行修改的同意书模板。我们在其中提出了在课程中进行拍摄和录制的请求，这是出于评估及为未来培训提供参照的目的，这不是强制要求，但我们强烈建议这么做（可同时参照表4.2）。

[正式的信笺抬头]

日期：

亲爱的家长/监护人：

我是一位在（学校名称/课程）工作的（老师/治疗师）。您的孩子已被（老师姓名）选中作为（"高手"/"新手"）游戏者加入一个名称为整合性游戏团体的课程之中。该课程帮助有特殊需要/需要额外支持的儿童（"新手游戏者"）跟那些技巧娴熟的儿童（"高手游戏者"）一起游戏。主要目的是让孩子们在一起玩耍的同时学习并且交朋友。

该课程有助于发展新手游戏者的社交互动、沟通和游戏技能。高手游戏者也可以学习如何了解、接纳和帮助不同能力的儿童，同时在这一过程中作为榜样提高自己的自信心。

我想邀请您的孩子和（2/3/4）个其他的孩子加入整合性游戏团体中来。团体成员将于（例如，每周二和周四上午10:30到11:00在我的教室）会面并一起游戏。

为了帮助我们评估课程和培训未来的从业人员，我也恳请您准许我们在您的孩子参加课程时进行拍摄。

如果您允许您的孩子参加整合性游戏团体以及拍摄的话，请在下面签名。如果您有任何问题或者希望了解更多关于整合性游戏团体的信息，请随时与我联系。（电话/电子邮件）

感谢您抽时间考虑。

此致

敬礼

（你的姓名）

我同意我的孩子，_____，参加整合性游戏团体并授权用于评估和培训之目的的拍摄。

家长/监护人签名　　　　　　　　　　　　日期

图 4.1　参加整合性游戏团体同意书模板

表 4.2　招募游戏成员加入整合性游戏团体之步骤

招募步骤	建议策略
在日常的社交圈子中寻找同伴	・从学校、邻居、家族、社区中招募 ・强调发展长期友谊的可能性
了解游戏者	・当孩子们在游戏和互动时，观察他们，和他们待在一起并跟他们交谈
推荐人选	・请熟悉的成人，如老师、治疗师或家长等，推荐一些儿童作为备选
进行游戏团体试演	・邀请高手和新手按不同的组合在游戏团体环境中一起玩耍
向游戏者发出邀请	・邀请儿童们自愿加入并且承诺在特定的一段时间内充当游戏者
以知情同意书取得许可	・取得法定监护人签字同意 ・公开课程的全部内容以及对孩子的潜在好处和风险 ・请求允许拍摄

相关宣传：孤独症以及多元包容的社会意识

通常情况下，作为高手游戏者的儿童与孤独症及相关障碍儿童之间的接触十分有限。根据社交和文化经验的一贯反应，许多人对那些整体能力不足的人都存在先入为主的看法或认为无法与之相处，对孤独症人士则尤其如此。在他们刚刚接触到那些外表正常但有异常或令人意外举动的孩子时，他们可能会诧异、困惑、焦躁，甚至是反感。

我们的目的不仅是为整合性游戏团体定下一个容忍他人不同之处的基调，而且，我们致力于传达欣赏、接纳所有人的观念——包括那些表现出独特的游戏、互动和相处方式的孤独症谱系障碍儿童。

为儿童们及其家庭考虑，我们会取得家长们明确的许可，允许我们在为高手游戏者参与整合性游戏团体做准备工作时使用孤独症、孤独症谱系障碍、阿斯伯格综合征或其他相关的术语。我们理解并尊重家长们不愿意将孩子的诊断公开的想法。在这种情况下，我们提倡使用一种更加笼统的描述方式来提高对不同能力和需求的儿童的认知，例如，可称为"具有不同游戏、沟通和相处方式的儿童"。

当开始组建整合性游戏团体时，我们可以通过正式和非正式的方式，帮助高手游戏者更好地了解、接纳新手游戏者，与之和睦相处并及时回应他们。提高认知可以像陪孩子们读一本书那样简单，也可以像在学校里举办大规模活动那样复杂。不论何种方式，我们的目的是：

・提供关于孤独症 / 不同障碍儿童的准确信息
・增强同理心，帮助团体成员理解孤独症 / 不同障碍儿童独特的游戏、沟通和相处方式
・鼓励成员讨论、询问以及亲身体验孤独症 / 不同障碍儿童所面临的困难
・分辨不同能力及不同游戏、沟通和相处方式的儿童的异同点
・创造机会，让孩子与不同能力及不同游戏、沟通和相处方式的儿童建立有意义的关系和友谊

意识宣传活动

很多在学校和社区开设的项目都会有与关注残障问题相关的活动内容。这些活动有时会在特定的某天或整周开展，有时甚至是整月举行一个重大活动。通常会在新学年开始的时候举行，以便特殊教育班级和普通班级的儿童能相互了解。

一些宣传活动介绍了各种各样的残障的基础知识，并特别提及孤独症谱系障碍。另外一些则试图在避免将残障标签化的同时，以更笼统的称谓称呼不同能力和需要的人士。还有一些课程则专门强调提高对孤独症人士的认知。

涉及孤独症的宣传活动通常包括针对儿童和成人的讲演、活动及相关的资料。若家长们同意我们提及孤独症，我们通常会强调以下这些主题：

围绕以下主题展开讨论，以提高对孤独症儿童的认知

- 什么是孤独症？
- 孤独症儿童是什么样的？他们怎样行动、游戏、沟通和与人相处？他们和其他儿童有何相同？他们和其他儿童有何不同？
- 为什么孤独症儿童有时在行动、游戏、沟通和与人相处的方式方面与其他儿童不一样？是什么导致了孤独症？
- 你认为孤独症儿童有时感到困惑、害怕或不知所措是一种怎样的感觉？被其他儿童排斥在外是一种怎样的感受？
- 你能够做什么来接纳孤独症儿童作为玩伴和朋友？

美国孤独症协会（1999）编写了《一起成长：关于孤独症儿童的小册子》（*Growing Up Together: A Booklet about Kids with Autism*），这本小册子以通俗易懂的方式解释了孤独症，还配有孤独症儿童参与日常活动的照片。书中也讲述了和孤独症儿童做朋友的一系列诀窍。

想和孤独症儿童交朋友，我该怎么做？

- 接受你的朋友的不同之处。
- 保护你的朋友远离烦扰他/她的事物。
- 使用简短的句子和手势进行交谈。
- 使用图片或写下你想说的话，来帮助你的朋友理解。
- 邀请你的朋友参加他/她感兴趣的活动。
- 保持耐心——要理解你的朋友并不是有意要打扰你和他人。
- 邀请你的朋友跟你一起游戏并且加入团体活动。
- 尽可能坐在朋友的旁边，如果他/她希望的话，帮助他/她做事情。

- 和你的小伙伴聊一聊你的特殊朋友，帮助他们了解孤独症。

（美国孤独症协会，1999）

加拿大温哥华的一位孤独症儿童的家长（Heather McCracken, 2002）开发了"朋友到朋友"（Friend 2 Friend）项目。他们从儿童的视角出发，使用真人大小的木偶，并按照不同年龄组量身编排表演，教授交友的技巧以及对同龄儿童进行孤独症知识的相关教育。

宣传活动方式

下面是一些可能有助于增进理解的活动方式。

互动性讨论。花时间讨论并解决疑问和顾虑是提高儿童多元化意识和接受度的重要方式。讨论的话题可根据儿童的年龄和理解程度而有所不同。对于年幼的儿童来说，将重点放在儿童彼此之间相处、沟通和游戏方式的异同上。对于年龄稍大的儿童来说，讨论的主题可以相同，但内容可以更抽象、更深入，也可以涉及更多关于孤独症谱系障碍及相关症状的知识。讨论的主题可包括：

围绕游戏和交友展开讨论，以提高多元化意识

- 我们有哪些相像之处？我们有哪些不同之处？
- 你喜欢玩什么游戏？你不喜欢玩什么游戏？
- 对你来说，玩什么游戏很容易？什么游戏很困难？
- 你和朋友一般玩什么游戏？
- 跟你的朋友怎么说才能让他们知道你想邀请他们或让他们加入游戏？
- 你有没有过在玩的时候被朋友冷落的经历？那是一种怎样的感受？
- 你怎么让一个正在自娱自乐的孩子和你一起玩？

书籍和视频。通过阅读书籍和观看视频将具有不同背景、能力和需要的儿童介绍给其他同伴是一种绝妙的方式。有很多适合不同年龄群体阅读的关于孤独症的儿童读物（有些是传记性的）。其中有一些包含问题讨论和活动版块。观看电影和视频是另一种方式，用来提高对于孤独症及相关障碍儿童的认知。可以围绕它们展开关于多元化和包容性话题的讨论（参见附录C）。

模拟游戏。模拟孤独症儿童在社交互动、沟通、想象力和游戏方面会遇到的困难，让同伴们有机会从孤独症儿童的角度来感知世界。下面是一个模拟游戏的例子：

模拟游戏——"不简单的西蒙说"

带领儿童玩"西蒙说"的游戏。

首先，按常规方式玩这个游戏。你每做出一步简单的动作时，就让儿童进行模仿，例如，

"西蒙说摸鼻子,西蒙说拍拍手"。

告诉儿童:"你们做得很棒,都是游戏高手。"

接着,加大游戏难度。快速做出多个步骤的复杂动作,让儿童模仿。为了增加难度,你可以配合着说一些语无伦次的话,让儿童听不懂指令,如"西蒙说哇啦哇啦,西蒙说呀哒呀哒"。

当儿童无法准确做出这次的动作时,再问他们:"怎么了?你们不知道怎么玩了?"

儿童很可能会告诉你这太难了,并且把原因讲给你听——你比画得太快了;根本听不懂你在说什么……

询问儿童跟不上游戏的节奏时有什么感受,一起思考在感到沮丧、困惑和不知所措时会有什么反应。

引导儿童认识到这就是孤独症/特殊需要儿童的感受,这些情况不仅是发生在他们玩游戏的时候,而且也发生在日常生活的众多情景中。同时指出对他们表现出耐心、关怀和理解非常重要。

角色扮演。孤独症儿童在真实的社交情景中常常感到挣扎,角色扮演为他们融入同伴和兄弟姐妹之中提供了一种方法。通过亲身经历,儿童可以学习解决问题的方法,在存在差异的前提下理解、接受和包容他人。角色扮演的一个方法是让一小组儿童扮演卡片上的不同角色,下面是一个范例:

角色扮演场景示例 1

角色 1:假装你不知道该怎样跟其他儿童一起游戏。在课间休息时,你在其他儿童的旁边徘徊,但没有加入他们。

角色 2~4:假装一起在玩"围着玫瑰转啊转"(Ring Around The Rose)和"伦敦桥"(London Bridge)的游戏。怎么做能让角色 1 加入你们?

(提示:想一想,你们都有哪些方法邀请角色 1 加入,并与你们打成一片?)

角色扮演场景示例 2

角色 1:假装你只对某个话题感兴趣——你最喜欢谈论行星和太阳系。

角色 2~4:假装和朋友们谈论万圣节,你们可以谈论服装,"不给糖就捣蛋"……怎么才能让角色 1 参与到讨论中来?

(提示:想办法把这两个话题联系到一起。)

讲故事、木偶剧和戏剧表演。通过讲故事、木偶剧和戏剧表演,栩栩如生地展现出一个具有不同能力及游戏、相处和沟通方式的虚构角色。你可以创作自己的表演或舞台剧,由家长、专业人员和儿童扮演成讲故事的人、演员或木偶戏表演者。有些社区已有现成的故事会活动、木偶剧团和戏剧团，也愿意跟有学识的家长和专业人员合作，为儿童创作剧本并筹备演出。一般来讲，图书馆是联系故事讲述者的一个好渠道，艺术表演中心则是寻找木偶戏表演者和戏剧团的一个好场所。

在美国也有一个和"朋友到朋友"类似的项目，名字叫"街巷里的孩子"（Kids on the Block），使用电视节目《布偶秀》里那样真人般大小的木偶演示一系列可见和不可见的残障状况，其中也包括孤独症。儿童总是有一箩筐问不完的问题，等表演结束后，他们能够更真切地理解，以不同方式去体验这个世界是什么样的感受。

艺术活动。艺术是另一种很棒的媒介，能提高同龄人对那些不同能力和需要的儿童的认知和敏感性。艺术活动可以用来激发讨论并推动其他的宣传活动进入高潮。儿童可通过参与个人或团体活动的方式表达他们的新观点。例如，你可以要求儿童画一幅画来描绘他们想邀请特殊需要儿童加入的游戏活动。

一个颇受欢迎的团体艺术活动是让儿童用他们的手印创作壁画，借此展现他们每人都有五根手指，但是因为手的大小和形状不同，每个人的手印都各不相同。年龄稍大的儿童适合参加更加复杂的艺术活动，包括用各不相同的瓷片或布片去镶嵌一大块马赛克图案或缝制一大张拼布，以强调每一个个体都有其独特性。展示并接纳世界的多样性是这类活动的首要主题。

制作个性化的书籍、幻灯片和视频。制作关于儿童真实生活的书籍、幻灯片和视频是一种非常个人化的宣传方式。由儿童发展之途（Developmental Pathways for Kids）的丽贝卡·贝瑞和加利福尼亚州红木市的拯救者学校（Redeemer School）的孩子们编写的个人图书《心与手》（Berry et al.，未出版）就是一个完美的例子。这本书是为一个小女孩创作的，她在学校上学的同时还与同学们一起参加了整合性游戏团体。旨在强调孩子之间存有相同和不同之处，这本书中还包括他们的绘画作品、语录和照片的拼贴内容。

游戏团体的新生训练

进行整合性游戏团体的第一次活动之前，为了使新手和高手游戏者做好准备，需要对他们进行训练以便尽可能做好充分的准备。所有的孩子都要做到心中有数，清楚游戏团体活动开始后，他们会遇见什么，经历什么。

儿童需要了解什么

在第一次活动之前，准备一场介绍会，说一说关于整合性游戏团体的重要信息并回答"是什么""为什么""有谁""在哪里"和"什么时候"等问题。在某些情况下，跟每一个新手和高手游戏者单独见面可能更恰当。在另一些情况下，你也可以选择以团体的方式跟儿童会面。可根据儿童的不同年龄和能力量身定制如下表所示的讲座。

帮助新手游戏者尽快适应

重要的是需要记住，对很多缺乏实际经验的新手游戏者来说，讲座中的信息可能太抽象以致难以理解。这种情况下，根据儿童所能理解的程度，通过视觉支持，或者可触摸的有形体验等方式，来辅助介绍游戏团体也许会有帮助。

提供视觉支持。使用某种视觉提示或图像演示可以帮助许多孤独症儿童了解游戏团体是什么样的。比较基础的做法是，可以引入一些简单的提示或者视觉图片让儿童们学习与游戏团体打交道，例如，在一些游戏区展示游戏者的照片、玩具的简笔画或玩具的微缩模型（参见图4.2）。在游戏团体活动开始初期，这些可以作为过渡性工具使用。在某些情况下，将提示纳入儿童独立日程安排可能行之有效，例如，结构化教学法（TEACCH, Schopler & Mesibov, 1986）或图片交换沟通系统（PECS, Frost & Bondy, 1994）。在第六章中我们将通过举例来说明如何为儿童建立个人化时间表。

整合性游戏团体新生训练讲座	
是什么	什么是游戏团体？ 游戏团体由几名定期聚在一起游戏的儿童组成。 你将要玩什么样的游戏？ 你将有机会玩各种游戏，如假扮、建构、手工制作和互动游戏。游戏区中还有很多非常棒的玩具和材料，例如，玩具厨房和商店、玩具小汽车和卡车、积木、美术用具。你也可以帮助我们挑选玩具，甚至制作你认为好玩的新东西。
为什么	游戏团体的目的是什么？ 游戏团体的目的是学习怎样在玩一些特别的游戏的同时获得乐趣和结交朋友。我们都要学习如何沟通、合作和发挥我们的想象力。我们也要付出更多努力来帮助每一个人融入游戏团体，不让任何人在游戏中被冷落。了解这一点很重要，因为你们中的一些人也许很擅长以某些方式游戏但仍需学习以其他的方式去玩。
有谁	有谁参加游戏团体？ 参加游戏团体的儿童是（姓名）。 谁将带领游戏团体？ 带领游戏团体的成人是（姓名）。
什么时候	什么时候进行游戏团体活动？ 游戏团体活动将在（日期、时间、课时）进行。
在哪里	团体活动在哪里进行？ 游戏团体活动将主要在（具体地址）进行。 有时游戏团体可能也会去其他地方，如在户外游戏。 怎么前去活动地点？ 例如，由老师接你过来。

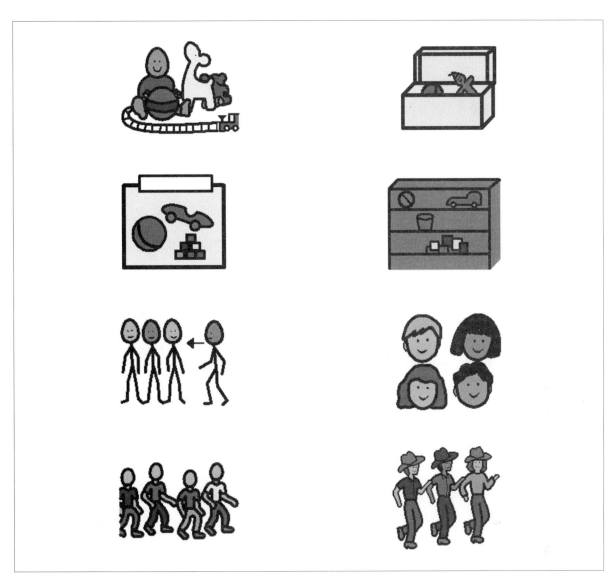

图 4.2　用于表征整合性游戏团体的视觉支持示例

The Picture Communication Symbols © 1981–2003, used with permission from Mayer–Johnson Inc., P.O. Box 1579, Solana Beach, CA 92075. 800/588–4548 (phone), 858/550–0449 (fax) and www.mayer-johnson.com.

游戏团体的概念也能以个人化的图像故事的方式介绍给儿童。在某些情况下,借助卡罗尔·格雷(Carol Gray, 1995)讲述的社交故事①或漫画式对话可能更适合传达信息。这对当日常生活发生改变时或被引入新的社交场景时感到焦虑的高功能儿童也许特别有帮助。

让儿童在游戏区中多停留一些时间。为形成新的日常习惯,一些新手游戏者需要逐渐地适应游戏团体。对这些儿童来说,在规定的时间带他们到游戏区并慢慢地延长待在游戏区的时长的做法很恰当。这一行为的目的是让儿童获得积极的游戏体验,使他们期待能经常性地参与到这种活动中。在刚刚开始的时候,你可以让儿童在游戏区随意探索场地和游戏材料,也可以通过给儿童介绍一些有趣精彩的游戏活动,让他们留在游戏区的时间长一些。

---

① 编注:卡罗尔·格雷的《社交故事新编(十五周年增订纪念版)》(*The New Social Story™ Book, Revised and Expanded 15th Anniversary Edition*)中文简体版已由华夏出版社于 2019 年出版。

现场展示游戏团体活动或播放视频。对一些儿童来说，观摩某个游戏团体活动或观看游戏团体的活动视频可能会有所帮助。如果没有用作示范的游戏团体，你可以找几名儿童到游戏场所，组建一个临时的模拟团体。如果那些儿童并不是游戏团体的实际参与者，那你必须对他们中容易产生误解的观察者解释清楚这只不过是个关于游戏团体的示范而已，并不是他们将要加入的实际团体。

本章总结

本章的重点是招募参与整合性游戏团体的新手和高手游戏者并帮助他们做准备。在组建游戏团体时，需要考虑到各种各样的因素。游戏成员的挑选要在整体一致性的基础上，考虑到能带来不同收益和经验的多种因素。我们提供了一些如何在日常的同伴社交圈子中招募游戏者的诀窍。一旦获得许可并完成试演过程，就需要帮助参加整合性游戏团体的游戏者做好准备。关于孤独症和多元化意识的宣传课程和活动将有助于高手游戏者理解和接纳那些具有不同能力和需要的儿童。还应该给新手和高手游戏者提供新生训练以便他们能更熟悉整合性游戏团体，并以他们能够理解的程度对团体产生合理的预期。我们将在下一章中重点讨论游戏环境的准备。

第五章

布置游戏环境

本章重点

本章着重讨论为整合性游戏团体布置游戏环境的具体工作。下面是本章强调的主题:

- ▶ 选择合适的场所
- ▶ 设计游戏区域
- ▶ 选择游戏材料

> 玩具屋……我们用石头来建造房子，并且用一排排的小石子隔开每个房间。另找一块石头作厨房的炉子，有时我们将一块小木板搭在四根插入地下的小木棍上当作桌子。锅碗瓢盆可以是捡到的任何东西，比如猪肉豆汤罐头……床可以是洋娃娃的床……也可以在一小堆树叶上盖上一块破布……我们还常常假装在玩具屋里打电话。
>
> ——海伦·尼科尔斯《追忆阿巴拉契亚》（Page & Smith, 1985）

在特别设计的游戏环境中开展整合性游戏团体活动，为同伴社交和游戏提供了最佳的机会。精心准备后打造出的安全、熟悉、可预测和高度激励性的环境，能让儿童感到舒适、有归属感和产生主人翁意识。布置游戏场所时很多重要的环境因素都必须考虑在内，包括游戏区域的实景状况和游戏材料的选择。

选择合适的场所

自然融合的环境

整合性游戏团体发生在自然的融合环境中。我们将自然的环境定义为一个能让儿童有机会自然地进行游戏的地方。融合式环境指的是不同能力的儿童相互交往的社交环境，其中普通儿童的比例远高于社交能力不足的儿童。适合开展整合性游戏团体的场地可以从学校、社区、治疗机构和家庭环境中寻找，如表 5.1 中所述。

固定的游戏区域

在选择合适的场地时，必须考虑两个重要因素：场地固定并且在一段时间内可经常使用。在没有安排团体活动的时候，也可以换作他用，但要保持游戏场所的原样。让儿童在团体活动时间之外也能出入该游戏场所，可以促进在整合性游戏团体中新掌握的技能泛化。

根据场地的具体情况，游戏区域也可以安排在数个可能的位置。在学校里时，可以将游戏区域安排在教室、特教室的一角或是其他空闲场地，这些空闲场地一般供孩子们在不同时间开展不同活动。在家中时，游戏区域可设在孩子的卧室中、客厅或是书房的一角、单独的游戏室或户外的游戏室里。在其他环境中时，游戏区域也可以设置在任何可用的房间中。

因为高预测性的环境对孤独症儿童的学习最为有利（Rutter, 1978），所以我们强调固定的游戏区域是整合性游戏团体活动成功的关键因素。固定场所作为外部条件的一部分，为孩子带来更好的游戏体验。经验告诉我们，整合性游戏团体活动如果在临时性或经常变更的游戏场地进行，往往会使儿童感到不知所措，也会使提供帮助的游戏向导感觉挫败。

然而，从现实的角度来看，找一个固定的游戏场地可能会很难。我们也知道场地费用往往很高，而流动的专业人员在寻找一个属于他们自己的教学场所这方面总是力不从心。虽然我们完全理解这些烦心事，但我们仍然坚信固定的游戏场所对孩子们有很大的帮助。

表 5.1 适合开展整合性游戏团体的场所

场所	自然融合环境示例
学校	· 融合教室 · 综合教室 · 具有逆向回归主流功能的特教室（例如，普通学生可以加入特教班）
社区	· 课外班 · 日托班 · 娱乐中心 · 在附近公园开设的课外班 · 夏令营
治疗机构	· 儿童发展中心 · 儿科诊所
家中	· 新手游戏者的家 · 高手游戏者的家

其他游戏场所

虽然整合性游戏团体活动一般都在同一个游戏场所开始和结束，但是儿童并不一定每节课都要被限制在同一个活动空间里。在整合性游戏团体活动开始初期，儿童可以待在封闭的游戏场所里游戏。在儿童适应了游戏团体的日程安排以及彼此熟悉后，团体活动转移到其他可以提供不同类型的游戏活动和体验的地方也是不错的选择。比如，可以转移到空间更大的室内场所或是感觉统合活动室来进行粗大运动活动，例如，玩降落伞游戏、呼啦圈或瑜伽球。也可以到户外场地来带领儿童展开特定主题的活动，例如，假装在草坪上露营或在柏油铺的游乐场上假装有个路边加油站的游戏。有时也可以利用季节的便利，在秋天用落叶搭建树叶屋以及在冬天用雪堆城堡，或者在炎热的夏日里去玩水。

设计游戏区域

游戏场地的环境会对儿童如何与他人一起游戏、社交产生重大影响（Phyfe-Perkins, 1980; Smith & Connolly, 1980; van der Beek, Buck, & Rufenachm, 2001）。音响、灯光、色彩、家具及材料的摆放和空间整体的美学效果都会对儿童如何感受、运动、探索、相处和参与游戏产生影响。在设计整合性游戏团体的游戏区域时，要将这些和其他已知的会对孤独症儿童行为造成特别影响的重要变量纳入考虑范畴。例如，惯于在社交场所中四处闲逛的儿童，在宽阔开放的游戏空间中比在狭小封闭的空间更可能四处闲逛。容易分心且在条理性和自律方面有困难的儿童在杂乱无序的游戏空间中比在井井有条的游戏空间更容易迷失和不知所措。可以参考以下游戏区域的设计指南，这有助于适应儿童的不同能力，满足其需求。

空间大小限制和空间密度

有意识地将游戏区域的大小限制在一个可以容纳几名儿童和游戏材料的舒适空间。空间只要能够让孩子们自由地活动即可，不要大到让他们能四处闲逛或者能各自待在不同的角落和其他人分隔开。建议尽量不要选择面积过大的开阔空间，因为这会给儿童的社交互动带来阻碍，也不要选择太过狭小拥挤的空间，因为那也会增加社交中的冲突。

清晰地划定界限

游戏区域也要清晰地划定界限，至少三面都要有隔板。例如，以两面墙为界隔出转角就是很常见的做法。稳固的架子既能存放游戏材料，又能分隔空间，十分实用。包括炉子、冰箱和水槽在内的儿童厨房组合玩具也是很有用的分隔物。

明确的组织布局

高度系统化的游戏空间安排不仅可以帮助儿童更好地发起、计划和组织他们的游戏，也便于在游戏结束后收拾整理。分工明确的游戏区域方便按活动和主题摆放材料，同时也方便寻找和取放。使用照片、图片、文字或者其他标识标记架子和收纳盒方便儿童们分辨其中的材料。

我们是以儿童熟悉的且在他们的治疗和教育场所共同使用的视觉图标去标注他们的游戏区域，例如，由 Mayer-Johnson 公司开发（© 1981-2002），并用于 TEACCH（Schopler & Mesibov, 1986）或 PECS（Frost & Bondy, 1994）的图片沟通符号。高瞻教育研究基金会（High/Scope Education Research Foundation, Hohman & Weikart, 1995）为其早期儿童项目开发了一种巧妙的管理方法。剪出和玩具实物同样形状和颜色的纸片，将其过塑并贴在放置玩具的架子上作为指示，例如，贴在玩具橱柜上的红色锅状剪纸表示里面有红色平底玩具炒锅。

减少干扰物

为了帮助儿童专心融入游戏之中，用合适的方式减少游戏环境中的干扰物非常重要。解决这个问题的一种方式是采用上面提及的管理方法并持续维护。游戏区域尽量避免过度拥挤或杂乱无章，并将多余的家具和游戏材料从常置物品中拿掉。

虽然我们鼓励儿童在大量不同的和容易上手的游戏材料和活动主题中进行选择，但并不需要把每样物品都一直摆放在外。用帘子将存放材料的架子遮起来，这样就能在需要时轻松地打开和关上。减少使用包含很多零部件的组装玩具，因为这些玩具容易被四处乱扔，造成游戏区域杂乱无章。在某些情况下，将一些游戏材料放在游戏区域之外也许更好，等到儿童要的时候再拿给他们。

此外，还需要考虑空间的功能性。如果一张桌子和几把椅子能发挥多种功能，可以同时满足儿童玩假扮游戏和做手工的需要，那么就无须摆放第二套桌椅来挤占空间了。

围绕活动和主题的安排

我们要围绕整合性游戏团体的活动和主题合理地安排游戏区域。图 5.1 提供了一个游戏区域的布局俯视图。根据游戏者的年龄、发展程度和兴趣，核心的活动类型和游戏主题可能会有变化，场地的安排也会有所不同。可以把游戏区域想象成迷你版的活动中心；也就是说，要在同一场地中，围绕着特定的活动和主题分区配置相应的家具和游戏材料。

一般来说，游戏区域可以分为社会戏剧区、功能建构区、操作区、感统区，同时也包括美术区、音乐区、游戏区和主题游戏区（参见表 5.2、表 5.3 和表 5.4 中提及以及推荐的游戏材料）。这样做并不是限制儿童在指定的区域里玩特定的玩具。相反，这是在鼓励他们随意探索、体验并且采用新颖的玩法。

游戏区域中的社会戏剧区可能会采用居家的游戏主题，包括玩具厨房、桌子和椅子、玩偶及配饰杂物。社会戏剧区可以和商店区相邻，方便游戏时频繁取用两个区域的材料。面向年龄稍大的儿

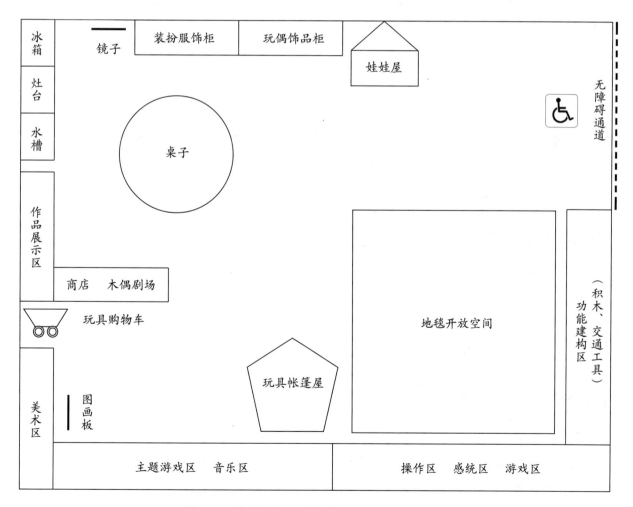

图 5.1　整合性游戏团体游戏区域布局图样本

童时，在社会戏剧区可以布置一个精心打造的自制商店模型、精致的木偶剧院或者用于表演的舞台布景。而功能建构区可以安排在地毯周围，区内可配置积木、交通玩具和人物模型，以便儿童们可以建造一个熙熙攘攘的微缩都市景观。可以为年龄稍大的儿童设置一张真正的工作台，上面配有真实的建筑材料，这样他们可以用这些材料来搭建精美的建筑。包含各式各样材料的操作区也可以安置在地毯的旁边，方便儿童们在游戏时随意探索和使用。

设计整合性游戏团体的游戏区域时需要考虑的事项

设计团体游戏区域的时候，需要考虑影响孤独症谱系障碍儿童社交和游戏行为的相关因素有：

- 场地的大小限制和空间密度
- 清晰地划定界限
- 明确的组织布局
- 减少干扰物
- 围绕活动和主题的安排

选择游戏材料

为了同时满足新手和高手游戏者的兴趣、能力和需要，我们要为整合性游戏团体的儿童提供大量的各式各样游戏材料（参见表 5.2、表 5.3 和表 5.4）。由于玩具和道具的互动可能性（Beckman & Kohl, 1984）、结构性（Deway, Lord, & Magil, 1988）和复杂程度（Ferrara & Hill, 1980）以及儿童在活动选择上的偏好（Koegel, Dyer, & Bell, 1987）都会对孤独症儿童的游戏造成影响，所以在选择过程中需要综合考虑以下因素。

具有激发动机的价值

是否具有激发动机的价值是选择游戏材料的一个特别重要的因素。因此，评估内容包括判断新手和高手游戏者的游戏偏好（参见第七章）。我们希望在选择时不要漏掉那些特别能吸引新手游戏者的游戏材料。与此同时，被选中的游戏材料最好也能激发高手游戏者的兴趣。确定那些在特定时间点流行的儿童文化及游戏材料也是选择过程的一部分工作。

符合发展程度和年龄

游戏材料是否与儿童的发展程度及实际年龄相匹配也是选择过程中需要考虑的一个关键因素。也就是说，选择的玩具和道具是特定年龄阶段的儿童喜欢的，并且对不同能力的儿童都具有吸引力。就以开展游戏的方式而言，新手游戏者表现的发展程度通常跟他们实际年龄存在一定的差距。因此，我们应该仔细挑选那些同伴认为合适的，同时又能从发展的角度吸引新手游戏者的游戏材料。特别需要注意的是，不要选择孩子们认为是"小儿科"的游戏材料。例如，不能因为一个五岁的新手游戏者喜欢摇晃东西，就给他/她一个婴儿用的拨浪鼓。我们可以选择适龄的游戏材料来达到同样的效果，比如，乐器（沙槌、雨声筒等）或假扮式道具（装有干豆子的锅具、装有珠子的麦片盒）。

有必要在这里指出的是，很多热销的或者学校里常用的玩具并不一定适合儿童的发展程度和年龄。例如，在没有成人指导的情况下，很多被标注为适合年幼儿童玩的棋盘游戏实际上对他们来说太复杂了。

另外，认为年龄稍大的儿童偏爱规则性的竞赛游戏而将假扮游戏拒之于外也是一种错误认识（主要是学校持有这种看法）。实际上，很多传统上给年幼儿童玩的假扮玩具同样也能激起年龄稍大的儿童的兴趣，并让他们感到快乐。但不同年龄和发展程度的儿童对同样的玩具有着不同的玩法。关键是要找到那些在形式和功能上相对通用的且年龄适用范围较大的游戏材料。

能够发挥社交潜力

对于整合性游戏团体，尽可能选择那些更可能引起社交互动游戏的游戏材料，而非独自游戏的玩具（参见表5.2、表5.3和表5.4）。例如，橡皮泥、建筑积木和装扮服饰往往比可以独自玩耍的拼图、图书和电脑或电子游戏更有助于儿童参与社交。棋盘游戏通常会推荐给那些年龄稍大且发展程度符合其年龄水平的儿童玩。虽然就性质而言棋盘游戏也被认为是具有社交性的，但对能力欠佳的年幼玩家来说，输赢意识可能非常强烈，容易让他们灰心丧气。

具有高度想象力的空间

那些能够高度发挥儿童创造力和想象力的游戏材料也是整合性游戏团体喜欢选用的。玩具和道具的真实性和结构性会影响儿童使用它们的方式，因此也需要加以考虑。所谓真实性（realism）指的是玩具与其所代表的现实生活中的物品的相似程度，结构性（structure）则是指玩具的特定使用范围。高真实性的玩具一般也具有高结构性的特点。例如，一辆消防车的仿真玩具意味着只能将其当作消防车来玩，但一个装有四个轮子的积木块那样不太逼真的玩具则可以代表任何类型的车辆。虽然高真实性和高结构性的玩具可以提高新手的具象能力，但不那么逼真的玩具则可以用来玩形式更复杂高级的象征性假扮游戏。

展现多元化

整合性游戏团体中包括了来自不同文化、种族背景、社会经济状况的儿童，所以我们在选择玩具时要考虑周全，选择那些具有代表性的玩具。包括洋娃娃和玩偶在内的很多商业玩具都开始越来越多地表现出不同的文化、种族、性别角色和本领。在选择时，对于那些带有种族主义、性别歧视，或不尊重任何群体的玩具都应该有意识地排除。

非暴力倾向

虽然儿童有时会使用任何身边可及的材料去创造想象中的武器（例如，用一块积木假装一把枪），但我们却不希望将那些有可能导致暴力行为的仿真武器或跟打仗有关的玩具纳入选项之列。同时，我们也承认且尊重由于文化和社会环境差异造成的不同观点。例如，对于在阿拉斯加长大的儿童，打猎是他们生活中再自然不过的一件事情了，所以给儿童狩猎用的玩具来复枪去玩并没有什么不妥。这种情况下，使用这一类仿真物品前，要先立好规矩（例如，不许拿玩具枪对着人）。

安全且耐用

当购买和制作玩具时，玩具的安全性和耐用性当然是最重要的参考因素。我们建议谨慎筛除那些具有机械和电气性能的以及带有尖角、锐利边缘、小零件、长绳子或电线的物品，因为它们有潜在的危险性。还需要定期检查磨损和损坏的玩具，如果无法修复的话，及时更换掉。务必确定自制的、二手的或进口的玩具是否无毒，是否使用的是防火材料，电器产品必须带有 U.L. 认证的标志[①]。

选择整合性游戏团体游戏材料时需要考虑的因素

应根据以下原则选择各种各样的感觉运动类、探索类、建构类和社会戏剧类游戏道具和玩具：
- 具有激发动机的价值
- 符合发展程度和年龄
- 能够发挥社交潜力
- 具有高度想象力的空间
- 展现不同的文化、种族、性别角色和能力的多元化
- 非暴力倾向
- 安全且耐用

推荐的游戏材料

我们在表 5.2、表 5.3 和表 5.4 中列出了不同年龄和能力的儿童在整合性游戏团体中喜爱的游戏材料。基本游戏材料指的是那些被归类为常用的并一直存放在游戏区域里的游戏材料（参见表 5.2）。主题式游戏材料指的是那些被收藏在盒子里或是整套的，通常固定摆放在游戏区域中并被定期使用的道具组件（参见表 5.3 和表 5.4）。表 5.3 中列的都是我们经过观察后发现的儿童都喜爱的游戏主题。这些推荐的选项并非十全十美；可以根据实际需要随时对其进行修改和补充。最重要的是要牢记，儿童才是最有发言权的人，对游戏材料和主题是否适当，是否在同伴中受欢迎做出评断。

---

① 编注：国内玩具新国标对应 3C 认证标志，关于我国玩具安全的更多标准与信息，可登录"国家市场监督管理总局"网站搜索关键词查询（www.gov.cn/fuwu/bm/scjgzj.htm）。

表 5.2 整合性游戏团体的基本游戏材料

操作区和感统区	功能建构区
坐垫 球类 吹泡泡玩具 儿童安全剃须膏 水、米、沙桶/桌子 发条玩具 陀螺 轨道弹珠和迷宫 橡皮泥、切饼刀器、擀面杖 各种大小的盒子 床单、毯子、弹力布 降落伞 绳子、弹力带（橡皮筋） 呼啦圈	积木（木质/硬纸板） 组合式积木 乐高积木 万能工匠玩具 工具和工作台 火车和连接轨道 交通工具（小汽车、卡车、飞机） 道路 斜坡道 隧道 车库 路标
社会戏剧区	**美术区**
儿童玩具： 灶台 冰箱 水槽 厨房套件（盘子、锅、厨具） 玩具食物 电话（至少两个） 家务用品（吸尘器、电熨斗） 装扮服装及配饰 化妆品和梳子 镜子（防碎型） 收银机、购物车 玩偶（人和动物） 毛绒玩具 洋娃娃（婴儿、男孩、女孩、家人） 娃娃床、马车 木偶剧场/商店 帐篷/房子/公共汽车 微缩型玩具： 娃娃屋 娃娃屋家具 娃娃屋杂件（盘子、毯子、电话） 玩偶家人 "芭比/肯尼"大小的洋娃娃 "芭比/肯尼"大小的服装、配饰 人偶（非暴力） 动物园和农场动物	纸 画笔、铅笔、蜡笔、马克笔 粉笔 印章、模板 胶带、胶水 剪刀 画架（黑板、白板）
	音乐区
	乐器 音乐玩具 雨声筒 节奏棒 麦克风 有声玩具 "垃圾"乐队（锅碗瓢盆、橡皮筋）
	游戏杂项（年龄较大的儿童）
	桌面游戏["对不起"（Sorry）、"巴棋戏"（Parcheesi）] 象棋 跳棋 "老鼠陷阱"（Mouse Trap） "手术"（Operation） "吊颈游戏"（Hang-Man） 拼字游戏/"拼字涂鸦初级版"（Scrabble Junior） "西洋陆军棋"（Stratego） "宾果游戏"（Bingo） 纸牌游戏["乌诺牌"（Uno）、"魔法婆婆"（Old Maid）、"皆大欢喜"（Go Fish）] 挑筷子 抓子游戏 翻花绳 "叠叠高"（Jenga）积木 "扭扭乐"（Twister）

表 5.3　整合性游戏团体流行的游戏主题

家庭主题	社区主题
照顾婴儿 打扫清洁/做家务 烹饪（一日三餐） 每日常规（睡觉、起床） 穿着/化妆 家人 家养宠物 茶会	建筑物： 　桥梁 　城市 　城堡 　高塔 外出就餐： 　"得来速"汽车餐厅 　快餐店 　冰激凌店 　比萨饼店 　餐厅 急救助手： 　救护车 　消防队员 　警察（警察和抢劫犯） 　救援人员 健康护理： 　牙医 　医生 　医院 　护士 　兽医（宠物医院） 学校： 　食堂 　图书馆 　校车 　老师和学生 购物： 　服装店 　超市 　玩具店 　音像制品店 电视节目： 　动画片 　商业广告 　综艺节目 　天气预报 旅游： 　飞机场 　邮轮 　公共汽车 　轿车 　加油站 　出租车司机 其他： 　电脑程序员 　美发师（美容美发店） 　办公室职员
社交事件主题	
"奥斯卡金像奖" 游乐场/游乐会 生日派对 保龄球馆 马戏团 跳舞/舞会 嘉年华 魔术表演 新年派对 奥林匹克运动会 乐团/乐队 游行 木偶/戏剧表演 睡衣派对 才艺秀 婚礼	
户外自然主题	
沙滩 露营 洞穴探险 钓鱼 园艺 徒步旅行 丛林探险 攀岩 海边 野餐 牛仔竞技 寻宝游戏 动物园	
幻想主题	
恐龙 迪士尼 童话故事 虚构的社会 电影明星 怀旧时光 外太空 拓荒者 海盗 影视摇滚明星	

表 5.4　整合性游戏团体主题游戏的材料套件示例

家庭主题

游戏主题：烹饪（一日三餐）	游戏主题：照顾婴儿
材料和道具： 　厨房游戏套件（灶台、水槽、电冰箱） 　锅碗瓢盆 　大容器 　食物玩具/真实的食物*（例如，干豆子） 　橡皮泥 　围裙 　厨师帽 　桌子和椅子 　盘子/杯子/小器皿 　杯盘垫子/桌布	材料和道具： 　洋娃娃 　尿不湿/婴儿服装 　奶瓶/婴儿食品 　高脚椅 　婴儿床 　婴儿推车/背带 　毯子 　洗澡盆 　泡泡浴液/香波/爽身粉 　浴巾

*如果使用真实的食材，请注意食物过敏问题。

游戏主题：做家务	游戏主题：梳妆打扮
材料和道具： 　鸡毛掸子 　扫把 　玩具吸尘器 　海绵/抹布 　围裙 　玩具洗衣机 　各种衣服 　熨衣板	材料和道具： 　衣服 　帽子 　鞋子 　配饰（围巾、领带、珠宝） 　皮包 　化妆品 　发刷/梳子 　镜子

社区主题

游戏主题：超市	游戏主题：餐厅
材料和道具： 　杂货箱子/罐子 　水果和蔬菜 　购物车/购物篮 　购物袋 　收银机 　玩具钱币/玩具信用卡 　钱包/皮包 　商店/柜台 　电话	材料和道具： 　烹饪主题游戏套件（见上） 　点菜单（图片/图标） 　书写垫板/铅笔 　收银机 　玩具钱币/玩具信用卡 　钱包/皮包 　电话

(表 5.4)　　　　　　　　　　　　　　社区主题

游戏主题：医生、护士、医院
材料和道具： 　医用器具 　听诊器 　血压计 　反射槌 　压舌板 　注射筒 　绷带（石膏／纱布／创可贴） 　药瓶 　白大褂／手术服

游戏主题：美发师
材料和道具： 　发刷／梳子 　电吹风 　无刃玩具剪刀 　卷发器 　发夹 　玩具水槽／水桶 　罩衫 　毛巾 　洋娃娃／发型模特 　洗发精（洋娃娃用）

社交事件主题

游戏主题：生日派对
材料和道具： 　礼品包装纸／胶带 　小玩具（包装成礼物） 　假的蛋糕（例如，用橡皮泥制作的） 　蜡烛 　生日帽子 　彩带／气球／派对口哨 　桌子和椅子 　盘子／杯子／小器皿 　杯盘垫子／桌布 　派对游戏（例如，"敲打皮纳塔""蒙眼钉驴尾巴"）

游戏主题：迷你马戏团
材料和道具： 　动物玩偶／宠物 　小丑／杂技演员／人物玩偶 　呼啦圈（代表马戏场） 　毯子（马戏团帐篷） 　积木（攀爬用的高塔） 　绳子（走钢丝／秋千） 　交通工具 　各种形状的物品（特技表演用）

户外大自然主题

游戏主题：露营
材料和道具： 　弹出式或自制的帐篷 　毯子 　背包 　锅碗瓢盆 　木棍／烹饪器皿 　玩具食物／锡罐 　假想的柴火／篝火 　手电筒 　鬼故事 　毛绒动物

游戏主题：海滩
材料和道具： 　毯子／浴巾 　太阳镜 　遮阳帽 　遮阳伞 　沙滩球 　鸭脚板 　潜水镜 　装沙的小桶 　代表水／海浪的蓝色纸张 　玩具鱼／海洋生物

(表5.4)　　　　　　　　　　　　　　　幻想主题

游戏主题：童话故事"三只小猪"
材料和道具： 　箱子（3个儿童真人大小/3个洋娃娃大小） 　3个小猪玩具（填充式或自制） 　3个猪鼻子/面具 　1个大灰狼玩具（填充式或自制） 　1个大灰狼鼻子/面具 　代表干草的碎纸条 　代表泥土的橡皮泥 　代表砖头的积木块 　装饰箱子的颜料 　《三只小猪》故事书和录音带

游戏主题：外太空旅行
材料和道具： 　太空服 　头盔 　大箱子（航天飞机） 　箱子（控制仪表盘） 　盘子（方向盘） 　太空旅行食品 　纸巾卷筒（望远镜） 　睡袋 　发泡胶球/气球（行星） 　饰带 　星星形状

推荐整合性游戏团体使用的绝大多数游戏材料都非常简单和朴素。我们更推荐那些手工制作的欧式玩具，它们多选用天然或彩绘的木材以及耐久塑料为原料制作。尽量避免使用质次价廉的塑料玩具。虽然大型的游戏材料可能很贵，但也有花费很少和不花钱达到目的的渠道和办法。例如，从家里收集空的食品包装箱，将它们垒起来假装超市。也可以收集旧衣服、帽子和鞋子用于假扮游戏和玩偶游戏。

稍微发挥一点聪明才智，也可以自己动手制作很多我们所推荐的游戏材料。跟儿童一起制作游戏材料是一个很有趣的活动，其过程本身就充满乐趣。许多废旧之物很可能会派上用场，可以用来制作感统、建构和假扮游戏的材料和桌面游戏道具。例如，大箱子对于制作儿童尺寸的厨房组件、商店、木偶剧场、道路交通工具和火车很有用处。

一定要谨记的是，持续性的评估将有助于确定哪些游戏材料适合不同时期的某个特定的儿童或者儿童群体（参见第七章中的游戏偏好清单）。一般的原则是，在开始的时候最好少给儿童几样游戏材料，让他们能够在其中做出选择而不至于不知所措。之后可以逐渐增添备选的玩具。你可能会发现有些游戏材料需要暂时放到一边去，因为随着材料的增加，那些在早期阶段对儿童颇具吸引力的玩具在长时间重复使用后可能会失去其吸引力。但仍有必要保留这些游戏材料，因为儿童有时也可能还想重温那些他们在早期阶段玩过的游戏主题。

本章总结

本章重点讨论了如何创设整合性游戏团体的游戏环境。游戏团体可以在家庭、学校、治疗机构和社区等能够提供同伴社交和游戏机会的环境中实施。在这些环境中，设计游戏区域时必须对诸多的重要因素进行周详的考虑。为了最大限度地调动儿童的主动性和发展潜力，需要精心创设游戏区域的布局。此外，还需要选择合适的游戏材料来最大限度地增加儿童社交互动、沟通、游戏和想象力的机会。

第六章

组织游戏课程

本章重点

本章重点讨论如何组织整合性游戏团体的游戏课程。下面是本章将要强调的主题：

- ▶ 制定时间表
- ▶ 游戏团体规则
- ▶ 开始和结束的仪式
- ▶ 增强团体认同感

> 日光之下年轻仅有一次，
>
> 时光任我嬉戏，
>
> 且在他的恩典之中绽放金光。
>
> ——迪伦·托马斯

一旦你着手按步骤为团体去制订计划，招募游戏成员并帮助他们做准备，布置游戏环境，接下来就要开始考虑如何组织游戏课程了。游戏课程可以通过使用视觉支持、常规和仪式等各种各样的方式去进行组织。这些外在的支持方式的使用可以确保课程间的顺利过渡。

为了让一个针对孤独症儿童的干预项目取得最佳成效，请务必牢记一致性、秩序和可预测性是其初始结构的关键因素（Rutter, 1978）。因此，从开始阶段就为儿童提供高度结构化的环境，便于让他们能够更容易适应整合性游戏团体。随着时间的推移，当儿童表现出更好的内在秩序感和控制力时，这些外在的支持方式就可以逐渐地减少或取消。这有助于儿童发展出更好的灵活性和适应能力，最终，他们充分地做好准备以走进社交和想象的世界。

制定时间表

会面时间

每个整合性游戏团体都由固定的成员组成，在一段较长的时期内他们定期会面。游戏团体课程的时长可以在 30 分钟到 60 分钟之间，每周进行 2 次或 2 次以上的活动。团体成员会面的时间应该尽可能地安排在活动当天的游戏时间，这样新手游戏者更容易保持警觉和专注。整合性游戏团体课程一般以一个学年为周期，或者是一个大致相仿的时间段。我们的研究发现整合性游戏团体课程至少需要开展 7 个月的时间。很多儿童在课程进行了大约 3 个月之后会有显著的改善，并且在之后持续地取得进步。

游戏团体的会面频率和课时长短会受到学生个体差异的影响而不同。有些儿童只需要最短的课时，而其他一些儿童则需要较长的课时或更加频繁的会面，又或者两者都需要。这取决于儿童的年龄、发展程度、经验及其他实际因素。最重要的是给儿童提供足够的机会来持续性和重复性地相互接触，在游戏中彼此熟悉并且和睦相处（Lord & McGill, 1989）。最终儿童能够在他们的"最近发展区"内练习和运用技能（Vygotsky, 1978）。

个性化的视觉时间表

一旦确定了整合性游戏团体成员会面的时间，就要拟定一套可以将相关信息传达给每个成员的沟通系统。一种方式是制作一张个性化的视觉时间表，来展示整合性游戏团体将在什么时候、什么地方以及和哪些人一起活动的信息。时间表的引入和定期使用让儿童对每一次会面有更好的预期并做好充分的准备。在介绍新的常规活动或者现有的例行活动发生改变的时候，视觉时间表也有助于减轻可能产生的焦虑感。

大部分的儿童可能都已经有了一份包括整合性游戏团体的活动时间在内的时间表或视觉支持系统（参见使用结构化教学模式制作视觉时间表的示例；Schopler & Mesibov, 1986）。当然，也可以为那些尚没有时间表的儿童制作一套个性化的视觉时间表。

视觉时间表可以根据儿童不同的沟通和学习方式量身定制（从具体到抽象的形式皆可）。在整合性游戏团体开始进行活动之前，可通过结合实物、照片、图画或书面文字的视觉系统来展示具体的时间安排（例如，在一周之中的哪几天或者在一天之中的什么时候）。

在你制作这些教具的时候，让它们可调节和更改（例如，使用魔术贴），利于在时间表中的活动安排出现变更时随时拿走或者替换相应的视觉图标。建议将时间表放在一个便于展示的地方，这样你可以在每次游戏活动开始或结束的时候将其指给孩子们看，图 6.1 是一个使用线条图制作的个性化视觉时间表的例子（采用 Mayer-Johnson 公司开发的图片沟通符号 ©1981–2003，参见附录 C）。

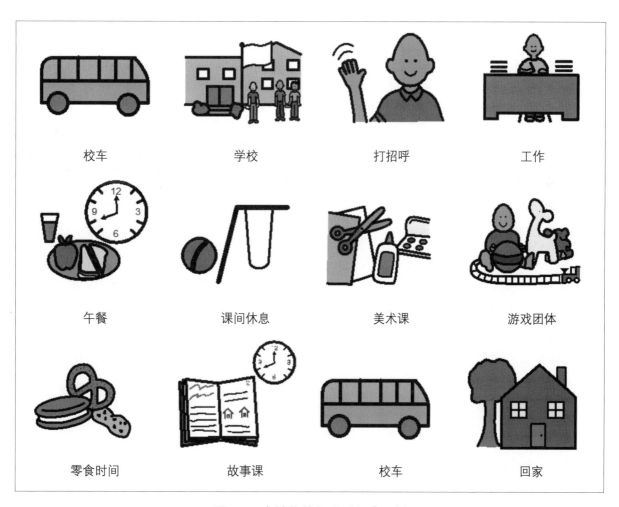

图 6.1　个性化的视觉时间表示例

The Picture Communication Symbols © 1981–2003, used with permission from Mayer-Johnson Inc., P.O. Box 1579, Solana Beach, CA 92075. 800/588-4548 (phone), 858/550-0449 (fax) and www.mayer-johnson.com.

游戏团体规则

制定一套能让儿童在参与整合性游戏团体活动的过程中遵守的规则极其重要。这套规则最好是儿童容易理解且能够坚持遵守的。如果时机合适，最好能在第一次上课时和儿童一起制定。

每条规则都应该使用正向文字表述，指出希望儿童有什么样的行为表现（例如，对朋友要友好），不要提及不希望儿童出现的行为（例如，不要对朋友不友善）。至少提出一个强调团体总体性目标的规则，即让所有人都参与其中。

通常来讲，使用新手和高手游戏者双方都能够理解的视觉方式来展示规则内容最为有效。根据游戏者的具体情况，在海报上使用书面文字/用语、图画或照片表达规则。海报的展示高度与儿童的视线保持一致且要张贴在游戏区域中显眼的位置。这样一来，游戏向导就可以按照实际需要随时援引规则。

以下为适用于不同年龄段的游戏团体成员的一些规则范例：

为年幼儿童制定的 游戏团体规则范例	为年龄较大的儿童制定的 游戏团体规则范例
・友好地对待你的朋友 ・爱护玩具 ・待在游戏区域里面 ・请求帮助 ・一起游戏	・互相尊重 ・爱护游戏材料 ・跟团体成员待在一起 ・轮流当第一 ・当你想要或者需要某个东西的时候，请提出请求 ・接纳每一个人并且相互合作

开始和结束的仪式

开始和结束的仪式为游戏课程提供了另一种结构化途径（参见表6.1）。这一设计的主要目的是明确划分游戏活动的开始、中间和结束时段。每次游戏活动都要进行开始和结束的仪式。特别是在游戏团体开展活动的初期阶段，这些仪式能够帮助儿童更迅速地适应参与整合性游戏团体活动，并使之成为他们每周例行活动的一部分。开始和结束的仪式将活动时间做出了明确的区分，可以帮助儿童管控自己的行为，使他们以更加自发和灵活的方式无拘无束地进行游戏。

根据儿童的年龄、发展程度、能力和兴趣的不同，可以为游戏课程设置不同的开始和结束仪式。任何情况下，都应十分快速地执行仪式，以免占用太多的游戏时间。对于年幼或能力较差的儿童，开始和结束的仪式要非常简短，但对于年龄较大或能力较强的儿童而言，仪式的时间可以稍微长一点。

表 6.1　整合性游戏团体的开始和结束仪式

开始仪式	结束仪式
・在同一游戏地点集合：和儿童围成一个圆圈坐在地毯、方毯上或坐在围着桌子放置的椅子上 ・展示游戏课程的视觉序列图：让儿童了解游戏活动的顺序（参见图6.2） ・表示欢迎：让儿童加入激发主动性和易于跟随的活动/合唱之中 ・复习规则：使用相应的视觉支持系统快速地浏览规则（例如，写有规则的海报） ・回顾：简短地和儿童讨论上一次活动中的游戏情况（使用相应的视觉支持系统） ・强调策略：介绍和强调那些儿童将要在本次活动中练习的关键的社交技巧：沟通策略（参见第十章） ・为开始游戏制订一个方案：帮助新手和高手游戏者选择和衔接希望进行的游戏活动/主题（使用相应的视觉支持系统）	・使用游戏课程的视觉序列图：帮助儿童平稳过渡以结束游戏（例如，提前1分钟发出收拾的提醒） ・收拾：帮助儿童把游戏材料放到它们原来放置的地方 ・在同一游戏地点集合：和儿童围成一个圆圈坐在地毯、方毯上或坐在围着桌子放置的椅子上 ・复习：让每个儿童分享自己在本次活动中的特别经历（使用相应的视觉支持系统） ・计划下一次活动：让儿童提议下一次活动时想玩的游戏（使用相应的视觉支持系统） ・分享零食或特别的小礼物：为儿童提供或者让儿童相互分享爆米花、葡萄干、贴纸、印章等 ・说再见：让儿童加入激发主动性和易于跟随的活动/合唱之中；提醒儿童下一次他们活动的时间

开始仪式

在同一游戏地点集合。在每次课程开始时，第一个步骤是让所有的儿童集合，要让他们养成在游戏场地的同一个地点集合的习惯。可以让儿童坐在围着桌子摆放的椅子上或是围成一个圆圈坐在方毯或地毯上。

展示游戏课程的视觉序列图。在这一环节中，很多游戏向导都会通过采用一种简单的视觉序列图来让儿童事先了解游戏课程的安排顺序。也可以将其张贴出来供儿童在游戏课程中观看使用，图6.2是一个用线条图制作的游戏课程的视觉序列图。同样也可以使用照片或其他的视觉支持方式。

 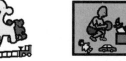

打招呼　　　唱歌　　　游戏　　　收拾　　　零食时间　　　说"再见"

图6.2　游戏课程的视觉序列图示例

The Picture Communication Symbols © 1981–2003, used with permission from Mayer-Johnson Inc., P.O. Box 1579, Solana Beach, CA 92075. 800/588-4548 (phone), 858/550-0449 (fax) and www.mayer-johnson.com.

表示欢迎。每一次的游戏课程都应该以儿童相互问候的仪式作为开始。仪式的内容通常包括一些能吸引儿童主动参与和易于跟随的活动或合唱。很多游戏团体都以一个由儿童发起的特殊信号、口令、口号或喝彩的方式开始课程（参见本章最后的增进团体认同感部分）。

仪式化的欢迎方式可以像游戏者相互问好、握手或是举手击掌那样简单。此外，也可以让游戏者把彼此的照片放在一张出勤表上来表示当天有哪些成员在场。

许多歌曲都可以用于欢迎仪式，也可以将儿童的名字加进歌曲中来强调游戏和友谊主题。结合手指游戏和道具表演（例如木偶）的合唱特别能提升年幼儿童的积极性和兴趣。可以从录音带和歌曲集中找到很多这一类的歌曲。也许一些读者能从下面这些家喻户晓的歌曲中回忆起自己的童年，这些歌曲也在我们的游戏团体中非常受欢迎。

《游戏玩伴》
说吧，说吧，噢 伙伴，
出来和我一起玩
带上你的三个小车
爬上我的苹果树

从我的彩虹上滑下
进入我的地窖门
我们是快乐的朋友
直到永永远远……

《当我们同在一起》
噢，当我们同在一起，
在一起，在一起，
噢，当我们同在一起，
其快乐无比。

你的朋友就是我的朋友，
我的朋友也是你的朋友。
噢，当我们同在一起，
其快乐无比！

复习规则。在活动的初期跟儿童一起快速浏览有关的规则（使用相应的视觉支持系统）尤其重要。儿童对规则已经非常熟悉时，就不需要再加以重温了。但时不时地对此进行复习可以帮助儿童清楚地认识到他们什么样的行为是被鼓励的。

回顾。为了保持课程间的连贯性，快速地回顾一下在上一次游戏课程中儿童一起进行了哪些游戏。以诸如照片、线条图和文字作为不同活动内容的视觉支持系统提示，这样可以鼓励那些能力较强的儿童分享他们在上一次课程中的收获和体会，同时以便将他们所学到的技能应用在本次课程中。可以把问题的重点放在那些对他们来说是有趣的、有成就感的或是具有挑战性的事情上。

强调策略。一旦儿童进入状态，就可以开始介绍并强化他们在游戏团体课程中将要练习的关键策略。重点是强调关于社交沟通的策略，这部分内容我们将在第十章中详细地解释。对不同的儿童和团体所强调的策略重点会有所不同。在某些情况下，只介绍一种简单的策略，并随后予以强化。在其他的情况下，儿童将要学习更复杂的策略，随后可以对此进行初步讨论或是角色扮演，并在之后的课程中加以练习。

为开始游戏制订一个方案。接下来，让儿童制订一个简单的计划，说明他们想在接下来的课程里玩什么游戏。这只是帮助儿童开始游戏的一种方式，不一定非得受限于最初的选项。只要选项内容与游戏本质相符，他们就可以自由改变他们的选项。有很多不同的方式可以帮助儿童做出选择或制订计划，但所有的方式都必须针对个人或团体的情况量身定制。

选择想玩的游戏活动/主题。鼓励年幼和参与度更高的孩子尽快选择游戏活动和主题，这样便于维持他们的注意力和游戏主动性。可以简单地问他们想要玩什么，并鼓励他们从游戏区域中现有的材料进行选择。由于游戏材料都是以视觉化的组织方式来布置的，通过这种有效的方式，我们能了解到新手游戏者想玩什么。以这里为起点，我们指导新手和高手游戏者找到双方都满意的办法来协调他们之间的游戏兴趣。

有些新手游戏者可能会受益于视觉选择板，其中展示了一系列照片或图片，代表了那些儿童所喜爱的且通过一系列周全评估的游戏材料、活动和主题（参见第七章）。这对那些在自主选择时总喜欢同一种游戏活动的儿童尤其有帮助，它不仅有助于使选择多样化，还能扩展儿童所喜爱游戏的备选清单。也可以鼓励高手游戏者使用视觉选择板，对此他们和新手游戏者之间可以分享。很重要的一点是，要不断地更新视觉选择板上的备选项目来扩展可供儿童选择的游戏范围。

共同制订计划。年龄较大且能力更强的儿童也许可以参与制订游戏计划。例如，让他们表达对某一游戏活动或者游戏主题的意见。接下来团体必须拟定出一个能够协调活动的计划，以便让每个儿童都能参与到游戏中。这意味着，所有团体成员既可以一起进行一个活动，也可以被分成两三个小组各自进行不同的活动。对于那些能读会写的儿童来说，让他们将建议和计划写出来，应用于当次课程和以后课程中，或者作为参考，也是一个不错的点子。

结束仪式

使用游戏课程的视觉序列图。为了让儿童顺利地结束游戏，游戏向导应该借助游戏课程的视觉序列图中描绘的下一个事件帮助他们转换（参见图6.2）。

收拾。不言而喻，按照规定，收拾工作是在每次游戏课程结束时都要进行的仪式。突然结束游戏会使很多儿童感到十分慌张，所以最好事先给他们足够的提醒。一些温和的提示，例如，使用倒数计时"3分钟，2分钟，1分钟，收拾时间到"，可以帮助儿童从他们的"游戏世界"回归到现实中。

收拾工作也可以伴随着不同的活动和歌曲一起进行，特别是年幼的儿童。很多儿童都熟悉儿童节目《紫色小恐龙班尼》中的那首非常流行的收拾整理歌。指派一个孩子担任收拾整理的监督员也会有所助益。这个孩子可以举着一个专门的牌子或是戴上一顶特别的帽子代表收拾整理开始了。

收拾整理本身就是结束仪式的一个关键组成部分。每次儿童到达游戏场所的时候，他们就会获得一种强烈的安全感，因为他们知道自己能从上一次放回游戏材料的地方再拿到它们。所有的游戏者都应该参与收拾整理工作。

在同一游戏地点集合。在收拾和整理了游戏区域之后，让儿童再一次在课程开始时的例行地点集合。

复习。在儿童集合以后，就进入对本次课程活动进行复习的时间。这时应该给每个儿童机会，让他们分享在课程中玩了什么游戏或者获得了什么体验。重要的是强化使用视觉性和扩大性沟通方式，使每一个儿童都能够发挥出自己的能力水平。有的孩子可能只是触碰或捡起了一个在课程中曾玩过的玩具。一些孩子可能会指出一张图片、一个字或短语。另外一些孩子可能会重复一个简单的字词或短语。还有一些孩子可能会用完整的句子来详细讲述他们玩了什么样的游戏。尽可能鼓励有口语的儿童分享他们的经历，一种比较流行的方法是让孩子们用相互传递的一个麦克风来讲述。

以下的陈述/提问可根据团体成员们的具体情况进行调整，用来鼓励讨论发言：

- 请指出/告诉大家你今天玩了什么游戏。
- 请指出/告诉大家你今天和谁一起玩了。
- 请指出/告诉大家今天玩过的游戏里你最喜欢什么。
- 请指出/告诉大家今天的游戏哪里最有趣。
- 请指出/告诉大家哪里不好玩，怎样做可以让下次变得更好玩一些。

计划下一次活动。视情况而定，问问孩子们下一次活动时想要玩什么样的游戏。有些孩子可能需要一定的辅助才能表达自己的兴趣爱好。这种时候需要根据孩子在当前课程中所展现出的游戏偏好，来代表他/她提出建议。

分享零食或特别的小礼物。在课程结束的时候，很适合和所有的孩子一起分享一些零食或特别的小礼物，像是一把爆米花或者几个葡萄干等即食而健康的零食，或者贴纸和印章等颇受欢迎的小礼物。儿童发展之途（Fuge & Berry）的同事们创造了一种特别能够调动儿童积极性的方法。每个孩子在每次游戏课程结束后都能获得一个五角星。在积累够一定数目的五角星以后，每个孩子都能从"百宝箱"中得到一个奖品。我们以前的一些游戏团体就采取了类似的办法，在每次课程过后让孩子为一张比萨饼填上假的意大利腊肠片。等假比萨饼的馅料都填满以后，这个团体就可以举行一次真正的比萨派对以示庆祝。

说再见。每次课程的最后，在儿童离开以前，让他们以某种方式互相告别是很重要的。既可以让年幼的儿童唱一首专门道别的歌曲，也可以让年龄较大的儿童直接挥手、握手或是说再见。最后记得提醒儿童务必参照他们的个性化日程表或时间表确认下一次团体活动的时间。

增强团体认同感

游戏课程的另一种重要的组织方式是融入仪式和常规,来增进儿童之间的团体认同感,旨在培养儿童的团体归属感,让他们将所在的社交团体视为有意义和有价值的。因此,游戏团体的第一次课程务必要安排发展团体认同感的活动,并在随后的游戏课程之中完成增强团体认同感的仪式和常规。以下是一些用于增进团体认同感方法的例子,适用于不同年龄和能力的儿童。

为游戏团体命名

要使同一游戏团体中的儿童们一开始就产生彼此之间的认同感,一种简单的方式是一起为团体取名。大多数情况下,游戏团体的名称要表现出新手游戏者的特定兴趣爱好,以此来提高其积极性。诀窍是引导高手游戏者也接受这个命名。如果新手游戏者的兴趣爱好非常常见,往往就很容易取得共识。例如,很多孤独症儿童喜欢托马斯小火车,这是一个在幼儿园孩子中非常流行的角色。就可以将这种兴趣爱好在团体命名中体现出来,例如"托马斯小火车团队",或稍做改变,"火车俱乐部"。

如果新手游戏者的兴趣爱好不常见,那么可能要花费一些精力才能将这种兴趣转变成一个大家都赞同的游戏团体名称。例如,一个年龄较大的新手游戏者痴迷于眼镜,这种兴趣通常很难被同龄人所接受,所以想出的名字可能仅包含这种兴趣的某方面特征,例如"眼镜谍报队"。以下是孩子们为整合性游戏团体命名的一些例子:

- 芭比游戏团队
- 好伙伴
- 朋友在一起
- 火车俱乐部
- 大红狗克里弗的朋友
- 酷猫
- 朵拉朋友俱乐部(《亚瑟土豚》图画书/电视节目中的角色)
- 眼镜谍报队
- 飞行天使
- 哈利·波特俱乐部
- 狮子会
- 洛马维斯塔影像俱乐部
- 路易吉龙虾
- 幸运午餐会
- 米老鼠俱乐部
- 小矮人游戏屋
- 游乐王国
- 游戏伙伴
- 宝可梦精灵团
- 飞天小警队
- 特别的朋友
- 超级英雄
- 泰迪熊朋友俱乐部
- 天线宝宝
- 托马斯小火车团队
- 小伙伴

海报、标志

除了一起给游戏团体取名字以外，儿童也可以创作一些与团队名称相关联的图标。作为一个团体，儿童可以先画一张将团体名称和标志图案相结合的海报。在每次游戏团体活动时将这张海报贴出来。

还可以创作用来代表团体的特别标记或标志。年龄较大的儿童可以独自设计一个特别的标志，但有时也可以从年幼的孩子们的创作中寻找灵感。标志还可以从杂志的照片、电脑的剪贴画或其他现有的资源中选取。一旦确定以后，可以将其印在随身物品上，例如胸章、T恤衫或帽子。也可以让儿童自己动手把它们做出来。

信号、口令、口号或喝彩

另一种增强团体认同感的方式是让游戏者在每次活动时执行一种仪式。可以将信号、口令、口号或喝彩等包括在其中并作为开始和结束仪式的一部分。例如，儿童可能在见面时用一种特别的握手方式彼此问候，在每次课程开始时高声呼喊一句特别的口号，或他们在进入游戏场所时必须能答出某一高度机密的口令。塔拉·图赫尔的游戏团体以这样的仪式来开始课程：儿童把手都伸出来放在中间，将每个人的手掌交互重叠在一起，然后大声呼喊一声"哇"，随即将各自的手举过自己的头顶。游戏团体的名称能够体现游戏者特殊的兴趣爱好，可以结合这些兴趣爱好创建仪式，像下面的案例摘要中所述的那样。

【案例摘要】

卡托——增强团体认同感

正如第一章中介绍的，卡托是一位10岁大的阿斯伯格综合征男孩，他对航空主题着迷。卡托和他同班的四个同学一起参加每周2次、每次30分钟的整合性游戏团体活动。该团体活动由他的言语语言治疗师负责指导。

最初的几次游戏课程的重点放在帮助卡托和他的同伴们建立一种团体认同感。孩子们先讨论如何给团体命名。在收集了一系列的选项之后，孩子们通过投票决定按照卡托的提议将团体命名为"飞行天使"。

接下来，孩子们又一起设计了一张用于每次活动展示的游戏团体海报。他们画了一架很大的飞机，并且有策略地将自己画在飞机的不同位置。卡托急切地要把自己画在飞机的驾驶舱里。一位同伴想要把自己画在卡托的旁边，但卡托表示反对。游戏向导建议在海报上体现出飞机由他们俩共同负责驾驶，卡托最终答应了，条件是由他担任飞机的驾驶员。

在孩子们精心作画的同时，游戏向导发起了关于旅行的讨论。一位高手游戏者分享了自己和家人一起到中国旅行的经历。卡托也附和着讲出许多关于中国的事情。这个讨论又激发了他们在下次活动时准备设计"护照"的灵感。

在紧接着的下一次课程中，游戏向导将自己的护照带来作为模板。孩子们按护照的尺寸剪出同样大小的纸板和纸张，然后把它们像护照那样装订在一起。然后，他们又花了一些时间在上面画画，并写上真实的护照中含有的相关信息。护照制作完成了，同时儿童也创建了一种仪式，即每当他们在进入游戏区域开始游戏课程时，都要轮流在彼此的护照上盖章。

游戏团体故事书

帮助儿童们建立团体认同感的另一种方法是创作有关游戏者的个性化图画故事书。目的是将儿童快乐游戏的经历描绘出来。书中的内容要根据新手游戏者的理解程度而量身创作。如果是讲述有关游戏团体的故事，那么书中要包含所有游戏者的照片。为年幼且能力较差的儿童创作的图画书需要遵循一个简单的故事线，即儿童们在游戏团体活动中一起做了些什么。内容更复杂一些的图书则可以将重点放在儿童们共同进行的某个特定游戏的主题上。

故事书要放在儿童随手可及的地方。也可以多复印几本方便大家使用。通过这样的方式，儿童与其家庭成员以及他们的老师分享书中的故事。以下是一本故事书的示例，在这本故事书中，塔拉·图赫尔放入了儿童的表演照片，呈现出他们在表演一个喜欢的游戏主题。

扮演警察

亚历克斯是盗贼。

他从玛西的收银机中偷了钱。

汤姆和卡拉是警察，他们追捕盗贼。

抓住他！抓住他！

汤姆抓住了盗贼，并把他关进了牢房。

现在，汤姆是盗贼！

他从玛西那里偷走了钱。

亚历克斯和卡拉试图抓住汤姆。

汤姆逃过了警察的抓捕。

哎呀！他们还是抓到了汤姆，并因偷盗把他关进了牢房。

合作性活动

那些成员年龄较大且能力更强的游戏团体，可以通过合作性活动来增进团体认同感。这类活动的目标是帮助儿童发现合作的好处，并作为一个统一的团体共同克服困难和挑战。儿童在活动中学习如何与那些有意外行为或需要额外支持才能参与游戏的同龄孩子合作，并彼此相互理解信任。

请务必记住，在进行有与他人亲密身体接触的活动时，一定要照顾到新手游戏者的独特需要和敏感程度。一种很受欢迎的建立互信的活动是让孩子们两两结对，将其中一个孩子的眼睛蒙住，让另外一个孩子作为向导带领他/她去穿越障碍。以下是一个合作性游戏示例，以及随后的团体讨论内容。

合作性游戏："让球滚起来"

- 儿童们围成一个大圆圈，抓住一顶降落伞或一个大床单的边角并将其绷紧。
- 把一个球放在布的中间，要求儿童让球绕着圈地在上面滚动，而不让球掉下来。
- 一旦球开始滚起来，指示一个儿童放开手并让其他儿童保持原来的动作（目的是打断原有的节奏，让球停止滚动或掉下来）。
- 当这种情况发生时，让儿童解释为什么会这样。带领儿童讨论团体成员合作对于取得成功的重要性。指出这是整合性游戏团体活动的一个主要目标，即通过相互支持进行合作，确保每个人都被接纳，无人被排除在外。

更高阶的游戏团体的讨论主题示范

我们的游戏成员为什么要聚在一起？
- 为了一同获得快乐
- 为了发挥创造力和想象力
- 为了学习如何与他人相处
- 为了学习如何沟通
- 为了学习如何合作
- 为了学习如何交友

友谊是什么？/朋友意味着什么？
- 朋友分享共同的兴趣爱好：一同快乐，共享创意
- 朋友之间彼此沟通良好：他们知道如何用言语和非言语（例如面部表情、肢体语言）方式进行沟通
- 朋友一起玩得很快乐：他们知道如何轮流和分享自己喜爱的事物，他们知道怎样合作
- 朋友有同情心/同理心：他们关心别人的感受；在需要帮助的时候他们给予支持
- 朋友之间彼此坦诚且信任：他们有情有义

让我们想一些可以和朋友一起玩的有趣的、富有创意和想象力的游戏方式。

本章总结

本章的重点是以多种不同的方法为整合性游戏团体组织游戏课程，包括视觉支持、常规和仪式。外部支持的方式包括制定一致的时间表，安排定期会面，制定儿童容易理解与遵守的团体规则，以及为每次课程都设置开始与结束的仪式。另外一种游戏课程的组织方式是将常规和仪式相结合以增强团体认同感，包括第二篇中强调的课程和环境设计（游戏舞台的布置）。在实操活动之后我们将进入重点讨论评估技术的第三篇（在游戏中观察儿童）。

本篇资源 动手活动

（具体参照评估工具和实操练习）

IPG 行动方案

为你希望帮助的儿童制订一个整合性游戏团体课程的行动方案。

IPG 实操练习

进行以下与行动方案相应的实操练习：

实操练习 1：孤独症意识宣传活动

实操练习 2：游戏团体的新生训练

实操练习 3：选择基本的游戏材料

实操练习 4：选择主题式的游戏材料

实操练习 5：设计游戏区域

实操练习 6：制定一张个性化的时间表

实操练习 7：制定游戏团体的规则

实操练习 8：设置开始和结束仪式

实操练习 9：增强团体认同感

IPG 课程和环境设计评估

在开始实践整合性游戏团体模式时，通过对 IPG 课程和环境设计进行评估来反思你的实践情况。

IPG 课程和环境设计工具

- IPG 行动方案
- IPG 课程和环境设计评估

◆ 整合性游戏团体设计工具 ◆

IPG 行动方案

为你希望帮助的儿童制订一个整合性游戏团体课程的行动方案。跟你的团队成员一起，进行相应的实操练习。

	整合性游戏团体团队
	组成一个团队，指定角色及其主要责任 ・游戏向导 ・助理向导 ・主要顾问 ・IPG 协调员
	将团队定期会面制度/任务小组确定下来
	游戏成员的招募和准备
	决定以何种方式招募游戏成员并确保获得许可
	选择新手游戏者：　　　　　　　　选择高手游戏者： 1.　　　　　　　　　　　　　　　 1. 2.　　　　　　　　　　　　　　　 2. 　　　　　　　　　　　　　　　　 3. 　　　　　　　　　　　　　　　　 4. 　　　　　　　　　　　　　　　　 候补成员：
	设计及进行训练活动，让团体成员树立意识，做好准备（实操练习 1~2）
	布置游戏环境
	选择集合地点 决定游戏区域设在何处 选择和收集基本的以及主题式的游戏材料（实操练习 3~4） 设计和布置游戏区域（实操练习 5）
	安排游戏课程
	确定游戏团体的活动时间 设计个性化游戏团体时间表（实操练习 6） 制定游戏团体的规则（实操练习 7） 设计开始和结束仪式（实操练习 8） 设计增强团体认同感的活动（实操练习 9）
	其他计划事项
	确保获得行政支持 申请和募集资金 举行宣传活动，增强相关意识 招募工作人员/实习生/志愿者

Wolfberg, P. J. (2003). *Peer play and the autism spectrum: The art of guiding children's socialization and imagination.* Shawnee Mission, KS: Autism Asperger Publishing Company.

◆ 整合性游戏团体设计工具 ◆

IPG 课程和环境设计评估（第一部分）

游戏向导：

新手游戏者：

评估日期：

在为每个新手游戏者量身打造整合性游戏团体时，思考以下问题。

组成部分	评估的因素	评价
游戏团体构成	· 团体大小：3 至 5 个游戏者 · 高手与新手游戏者之间的比例	
兴趣相投的游戏者	· 性别 · 年龄 · 发展程度和能力 · 性情、游戏方式、社交类型 · 游戏兴趣 · 常用语言 · 兄弟姐妹	
游戏者的招募	· 日常的社交圈子接触到的同龄儿童 · 了解游戏者 · 多方推荐 · 进行试演 · 扩大邀请 · 获得许可（正式的同意许可）	
培训游戏者	· 孤独症意识宣传工作 · 游戏团体的新生训练	
适合的集合地点	· 自然的融合环境：学校、社区、治疗机构、家庭 · 固定的游戏场所 · 其他游戏场所	
游戏区域	· 大小限制 / 空间密度 · 区域划分明确 · 组织安排合理 · 限制干扰 · 活动 / 主题式布置	
游戏材料的选择	内容广泛的操作感统、功能建构性、社会戏剧玩具 / 道具： · 激发动机 · 发展程度 / 年龄适宜性 · 激发社交潜能 · 激发想象力 · 反映多元化 · 非暴力 · 安全且耐用	

Wolfberg, P. J. (2003). *Peer play and the autism spectrum: The art of guiding children's socialization and imagination.* Shawnee Mission, KS: Autism Asperger Publishing Company.

◆ 整合性游戏团体设计工具 ◆

IPG 课程和环境设计评估（第二部分）

游戏向导：
新手游戏者：
评估日期：

在为每个新手游戏者量身打造整合性游戏团体时，思考以下问题。

组成部分	评估的因素	评价
时间表	· 会面时间：每次课时 30 至 60 分钟，每周 2 次 · 个性化（视觉性）时间表	
游戏团体规则	· 积极的文字表达 · 易于游戏者理解 · 清晰展示	
开始仪式	· 在固定的游戏地点集合 · 展示游戏课程的视觉序列图 · 表达欢迎 · 复习规则 · 回顾 · 强调策略 · 制订方案，开始游戏	
结束仪式	· 参照游戏课程的视觉序列图 · 收拾整理 · 在固定的游戏地点集合 · 复习 · 计划下一次活动 · 分享零食 / 特别的小礼物 · 说再见	
团体认同感	· 为游戏团体命名 · 海报、标志 · 信号、口令、口号、喝彩 · 游戏团体故事书 · 合作性活动	

Wolfberg, P. J. (2003). *Peer play and the autism spectrum: The art of guiding children's socialization and imagination*. Shawnee Mission, KS: Autism Asperger Publishing Company.

实操练习 1 ~ 9

实操练习 1：孤独症意识宣传活动

实操练习 2：游戏团体的新生训练

实操练习 3：选择基本的游戏材料

实操练习 4：选择主题式的游戏材料

实操练习 5：设计游戏区域

实操练习 6：制定一张个性化的时间表

实操练习 7：制定游戏团体的规则

实操练习 8：设置开始和结束仪式

实操练习 9：增强团体认同感

◆ 培训游戏者 ◆

实操练习 1：孤独症意识宣传活动

设计一个可以帮助高手游戏者理解和关心孤独症谱系障碍儿童的意识宣传活动。强调孤独症儿童所独有的社交、沟通和游戏方式（请参见第四章）。

Wolfberg, P. J. (2003). *Peer play and the autism spectrum: The art of guiding children's socialization and imagination.* Shawnee Mission, KS: Autism Asperger Publishing Company.

◆ 培训游戏者 ◆

实操练习 2：游戏团体的新生训练

设计一个可以帮助新手和高手游戏者熟悉整合性游戏团体模式的新生训练活动（请参见第四章）。

Wolfberg, P. J. (2003). *Peer play and the autism spectrum: The art of guiding children's socialization and imagination.* Shawnee Mission, KS: Autism Asperger Publishing Company.

◆ 布置游戏环境 ◆

实操练习3：选择基本的游戏材料

列出你想要在游戏区域里准备的基本游戏材料清单，按照不同程度的优先顺序对这些材料进行评比。确保照顾到儿童的游戏偏好（请参见第五章）。

愿望清单	高优先度	低优先度
操作区和感统区		
功能建构区		
社会戏剧区		
美术区、音乐区和游戏杂项		

Wolfberg, P. J. (2003). *Peer play and the autism spectrum: The art of guiding children's socialization and imagination.* Shawnee Mission, KS: Autism Asperger Publishing Company.

◆ 布置游戏环境 ◆

◆ 布置游戏环境 ◆

实操练习 4：选择主题式的游戏材料

收集儿童熟悉且喜欢的游戏活动，列出适用于主题游戏的套件（请参见表 5.3 和表 5.4）。

游戏主题：	游戏主题：
材料和道具：	材料和道具：

游戏主题：	游戏主题：
材料和道具：	材料和道具：

游戏主题：	游戏主题：
材料和道具：	材料和道具：

Wolfberg, P. J. (2003). *Peer play and the autism spectrum: The art of guiding children's socialization and imagination.* Shawnee Mission, KS: Autism Asperger Publishing Company.

◆ 布置游戏环境 ◆

实操练习 5：设计游戏区域

结合下列因素绘制一张游戏区域的平面布局图（请参见第五章）：

- 实物边界
- 空间密度
- 空间组织
- 围绕着活动／主题安排游戏材料

游戏区域布局图

Wolfberg, P. J. (2003). *Peer play and the autism spectrum: The art of guiding children's socialization and imagination.* Shawnee Mission, KS: Autism Asperger Publishing Company.

◆ 布置游戏环境 ◆

◆ 组织游戏课程 ◆

实操练习 6：制定一张个性化的时间表

制定一张符合新手游戏者的能力和学习方式的个性化的游戏团体时间表或日程表（请参见第六章）。

个性化时间表

Wolfberg, P. J. (2003). *Peer play and the autism spectrum: The art of guiding children's socialization and imagination.* Shawnee Mission, KS: Autism Asperger Publishing Company.

◆ 组织游戏课程 ◆

实操练习 7：制定游戏团体的规则

制定一套在第一次课程中就要介绍的游戏团体规则。请使用恰当的视觉支持系统向新手和高手游戏者进行讲解并保证他们理解这些规则（请参见第六章）。

游戏团体规则

Wolfberg, P. J. (2003). *Peer play and the autism spectrum: The art of guiding children's socialization and imagination.* Shawnee Mission, KS: Autism Asperger Publishing Company.

◆ 组织游戏课程 ◆

实操练习 8：设置开始和结束仪式

设置明确的开始和结束仪式，每次游戏课程开始和结束环节都要执行这些仪式（请参见第六章）。制作一张用于描述活动进展顺序的游戏课程视觉序列图（请参见图 6.2）。

开始仪式

结束仪式

游戏环节视觉序列图

Wolfberg, P. J. (2003). *Peer play and the autism spectrum: The art of guiding children's socialization and imagination.* Shawnee Mission, KS: Autism Asperger Publishing Company.

◆ 组织游戏课程 ◆

◆ 组织游戏课程 ◆

实操练习 9：增强团体认同感

设计一些有助于新手和高手游戏者增强团体认同感的活动，例如，基于共同的兴趣爱好或激励主题，帮助游戏者们为团体创作名称、信号、口令、口号、海报、标志、故事书（请参见第六章）。

Wolfberg, P. J. (2003). *Peer play and the autism spectrum: The art of guiding children's socialization and imagination.* Shawnee Mission, KS: Autism Asperger Publishing Company.

第三篇

在游戏中观察儿童
整合性游戏团体评估

想象力比知识更重要……
—— 阿尔伯特·爱因斯坦

第七章

进行质量评估

本章重点

本章将介绍用于整合性游戏团体质量评估的工具和技术。重点讨论以下内容:

- ▶ IPG 评估方法的关键要素
- ▶ IPG 观察标准
- ▶ IPG 评估

> "了解儿童处于何处，比儿童处于何处本身更为重要。"
> ——艾德里安娜·舒勒（个人通讯录）

如何在整合性游戏团体活动中引导儿童，这其中的技巧离不开基于对儿童的敏锐观察而做出的质量评估。游戏向导必须非常熟悉专为此模式开发的评估工具和技术。这是理解、解读和引导儿童与同伴进行社交互动、沟通以及游戏的关键。IPG评估必须是持续进行的，在以下几个方面至关重要：

- 设立实际且有意义的目标
- 为如何对新手游戏者实施最有效的干预提供指导
- 系统地记录和分析儿童的进展情况

我们的评估旨在提供一个窗口，让我们了解，在与同伴一起探索游戏时，孤独症儿童表现出的特殊能力和面临的挑战，因此我们采用一种全面且目标明确的方式来对儿童的言行做出定性和量化的观察。

IPG 评估方法的关键要素

理论基础：了解游戏发展与孤独症谱系障碍

全面了解当前已有的有关孤独症儿童游戏的理论和实践研究，是做出正确评估的前提。特别重要的是要熟悉孤独症谱系障碍儿童在与同伴进行社交和游戏时面临的错综复杂的挑战，这些挑战与他们在社交互动、沟通、想象力、心理理论发展和感觉统合等方面所特有的问题息息相关。除此以外，同样要认识到与普通儿童相比，孤独症儿童在游戏的发展形式方面也存在明显的差异。

本书的第一篇中已对孤独症谱系障碍的本质以及典型和非典型人群的游戏发展情况做了简要的介绍，这只是游戏向导在进行质量评估时需要了解的知识纲要，我们期望你更加深入地研究相关文献资料。《孤独症儿童的游戏与想象力》（Wolfberg, 1999）是本书的前奏曲，它提供了全面的文献综述并对相关理论和实践进行了详细讨论。此外，我们还为你推荐了一张精心挑选的书单（参见附录C）。

自然观察法："珍·古道尔法"（Jane Goodall Approach）

游戏向导必须磨炼自己的观察技能以便有效地理解、解读和引导儿童参与到整合性游戏团体活动之中。根据我们的经验，要想准确了解每个儿童在其游戏文化中的具体情况，最有效的方式就是采用"珍·古道尔法"，进行自然观察。珍·古道尔以其耐心、隐蔽和细致地观察黑猩猩在自然栖息地的群居生活闻名于世（Goodall, 1971/1988）。我们的评估方法也遵循相似的原则，要求观察者定期在旁观察儿童在不受干扰的情况下其自然的游戏状态并进行反思。如果能够克制住给予儿童提示或与其互动，你就会获得有关儿童在没有成人指导的情况下如何自发性地进行社交和游戏的宝贵认识。

评估应在不同的自然的社交环境中实施。例如，在整合性游戏团体开始活动之前，在家庭、学校和社区中观察并收集儿童的相关信息（即设立基线）会很有帮助。一旦整合性游戏团体开始活动，继续将重点放在儿童所属的特定团体上。随着孩子的进步，定期评估他/她在其他自然的社会性游戏环境中泛化新技能的情况是很必要的。

系统的记录：多种来源和角度

IPG 评估的另一个关键要素在于从多种来源和角度对每一个儿童的社会性和象征性发展情况进行有条不紊和细致全面的记录。而这需要使用专门为整合性游戏团体而开发的评估工具，并且经过大量且反复的练习才能完成。

我们发现拍摄视频是记录儿童在游戏中的自然表现的有价值且高效的重要手段之一。视频持续记录了每个儿童在一段时期里的情况，可以以此从各种角度进行分析，从而让我们发现可能在其他情况下被忽视的发展和行为模式。例如，我们在视频资料中发现，许多我们认为并未参与到初期游戏课程的新手游戏者，却自发地表现出对游戏常规的模仿行为，而这种游戏常规是高手游戏者在初期游戏课程中展现出的。

除了对自然的观察作记录之外，从对儿童的游戏发展颇具见地的关键人员那里收集补充信息也会有所助益。尤其与跟儿童有大量密切接触的家长和专业人士进行的访谈和讨论都被证实是一种很宝贵的信息来源。重要的是通过与这些关键人员交换看法来佐证或确认我们对儿童游戏经历的观察、看法和解读。

富有见解的解读：发现每个儿童的潜力

IPG 评估的另一个基本方面包括富有见解的解读，以发掘每个儿童的独特潜力。我们评估的重点是关注孤独症谱系障碍儿童在游戏中表现出的品质，而不是缺陷和不足。我们并不担心儿童社交和游戏的方式缺失了什么或是什么地方出错了，而是专注于发现他们现有的和潜在的能力。这与那些在标准框架中测试游戏技能的评估方法形成了鲜明对比。虽然参照不同年龄和发展阶段的典型游戏技能这一框架有助于发现某个特定问题，但这些形式的评估也许没有考虑到在游戏中存在的个体差异。游戏发展是由行为和技能累积形成的线性发展过程，基于以上假设的评估方法对那些发展表现缺乏连贯性的儿童很难转化为有效的干预。

基于儿童的游戏发展会随着时间发生变化，而未必遵循一步步逐级发展的规律这一事实，我们的评估是描述性的，而非层级性的。这与维果茨基（1978）关于童年发展的概念相符：

> ……一个错综复杂的辩证过程，这个过程的特征表现为：不同功能的发展表现出周期性、无规律性，完成从一种形式到另一种形式的蜕变或质变，与各种各样的外部和内在因素密切相关，并且也是儿童一边克服遇到的阻碍一边适应的过程。（p.73）

虽然我们的首要目标是帮助每一个儿童取得超越其当前能力的进步，但是我们有意避免将儿童的行为归类成符合某一发展阶段。这改变了我们观察游戏中的儿童时，对所谓"正常状态"的理解。事实上，我们看到的往往是玻璃杯中装了半杯水，而不是玻璃杯有一半是空着的。我们将所有的行为都解读为具有目的性和适应性，即使是那些在游戏中细微、模糊或异常的表现行为，我们也将其视为发起独立的和社会性的游戏活动的有益尝试。因此，观察儿童在游戏中的发起行为，即便这一行为以异常的形式表现，也可以作为儿童在游戏中现有的和新学会的能力的指标。

IPG 观察标准

进行质量评估的第一步是熟悉 IPG 观察标准。IPG 观察标准要与专门为该模型而设计的一套相应的评估工具结合使用（参见第三篇的动手活动）。在对儿童进行观察记录的时候，可以参照这一标准辨别出与游戏行为相关的特征。IPG 观察标准包括了以下领域，将在表 7.1 到表 7.4 中对其进行详细描述：

- 社会性游戏形式
- 象征性和社会性层面（游戏的发展形式）
- 沟通的功能和方式（社交沟通）
- 游戏偏好和游戏的多样化程度

社会性游戏形式

表 7.1 中展示了新手游戏者在社会性游戏中展现的不同类型的特征，这些特征在有同伴陪伴的情况下更为突出。正如第一章中所述，孤独症谱系障碍儿童与同伴一起游戏的模式包括了以下几种类型（改编自 Wing & Gould, 1979）：

- 孤离型
- 被动型
- 主动怪异型
- 其他类型

一些儿童会在一段时期内持续表现出一种独特的社会性游戏类型。另一些儿童表现出的社会性游戏类型则会随着时间发生变化。还有一些儿童的游戏类型呈现出交叉重叠的特征，会根据情境而发生变化。为了充分理解儿童的现有能力和正在形成的新能力，记录儿童的社会性游戏类型及其如何随时间和社会性情境改变是很有助益的。

游戏的象征性层面

表 7.2 中描述了与象征性层面相关的游戏的发展形式（改编自 Leslie, 1987; McCune–Nicholich, 1981; Piaget, 1962; Sigman & Ungerer, 1981; Smilansky, 1968; Westby, 2000）。象征性层面指的是儿童以物品、自己或他人为对象进行游戏的行为以及再现某个事件的游戏行为。其范围包括从简单到复

表 7.1　整合性游戏团体中儿童的社会性游戏形式的观察标准

社会性游戏形式	与同伴游戏时的特征
孤离型	·儿童脱离或避开同伴 ·虽然儿童游荡于同伴之间，但却不理会他们 ·儿童对同伴发起游戏的举动没有反应 ·儿童有时会为了满足简单的想法和需要接近同伴，就像他/她接近成人那样
被动型	·儿童对同伴好像漠不关心 ·儿童很容易被同伴带着一起游戏 ·儿童通常愿意顺从同伴 ·儿童很少或完全没有自主发起游戏
主动怪异型	·儿童主动表现出与同伴游戏的兴趣 ·儿童以笨拙或怪异的社交方式接近同伴 ·儿童以单向式的谈话方式没完没了地谈论他/她个人痴迷的兴趣爱好 ·儿童尝试发起游戏或加入同伴游戏的时机不对
其他类型	·儿童的行为模式并没有反映出某一种明显的社会性游戏类型 ·儿童的行为模式反映出不同社会性游戏类型的组合

杂和充满想象的游戏形式。从游戏的象征性层面出发，观察儿童要关注以下方面：

- 无参与行为的（没有明显的游戏行为）
- 操作感觉性的（探索性或感官运动游戏）
- 功能性的（使用物品和有简单剧情的常规游戏）
- 象征假扮性的（想象式的且具有复杂剧情的游戏）

游戏的社会性层面

表 7.2 也描述了与社会性层面有关的游戏发展形式（摘自 Parten, 1932）。游戏的社会性层面主要指的是儿童在一个或多个同伴的陪伴下表现的不同行为方式，即从完全缺乏社会性转向积极加入同伴发展。从游戏的社会性层面出发，观察儿童要关注以下方面：

- 独自游戏（独自玩耍）
- 旁观者（关注同伴）
- 平行接近（在同伴身边游戏）
- 共同焦点（与同伴进行互动游戏）
- 共同目标（以有组织的方式与同伴合作）

表7.2　整合性游戏团体中儿童游戏发展形式（象征性和社会性层面）的观察标准

游戏的象征性层面	游戏的社会性层面
无参与行为 儿童不去接触任何物品或玩具，也不在游戏中扮演任何角色。儿童可能表现出不需要任何游戏材料的自我刺激行为（例如：全神贯注地看着自己的手；摇动身体；挥舞或扇动手臂和双手；瞥一眼玩具）。 **操作性和感觉性** 儿童以非常规的方式探索和操控物品或玩具。游戏动机明显，是为了获得感官刺激并对外部世界施加控制力。游戏方式包括： 1. 使用单一物品做简单动作（例如用嘴咬、凝视、摇晃、碰撞、丢掉）。 2. 用一连串简单动作组合物品（例如排列、装入和倒出、扭动和翻转）。 3. 使用物品表演有难度的技能（例如：让一块硬币保持平衡而不倒下；旋转一个盘子）。 **功能性** 儿童会以常规方式使用某一物品，或者将两个或两个以上的物品组合在一起使用。儿童会对物理属性上存在逻辑联系的物品有所反应，会出现具有假扮特征的延迟模仿行为。这样的游戏方式包括： 1. 有目的地使用物品/玩具（例如：在地板上推动小汽车；按动收银机上的按键）。 2. 将两个或两个以上的相关物品组合使用（例如：堆叠积木；连接火车铁轨；把茶杯放在茶碟上）。 3. 使用仿真道具让自己、洋娃娃和同伴遵循简单的剧情/熟悉的常规（例如：把电话放在耳边；将奶瓶放进洋娃娃的嘴里；用梳子梳理同伴的头发）。 **象征性和假扮性** 儿童好像是在做某些事情或假扮成他人，其行为具有象征性的意图。游戏剧情的复杂程度和连贯程度不一。这类游戏方式包括： 1. 物品替代：使用某一物品去代表另一物品（例如：假装把一根香蕉当作电话放在耳边）。 2. 赋予物品不存在或不真实的属性（例如：把茶壶举过茶杯假装倒茶；拿起空杯子假装发出喝茶的声音）。 3. 假装物品真实存在（例如：将手拿到嘴边假装拿了一只茶杯）。 4. 和洋娃娃、自己、同伴和/或想象中的人物玩角色扮演，表演（真实或虚构的）剧情（例如：跟泰迪熊一起喝下午茶；跟一个假想中的人进行电话交谈；同时扮演母亲和婴儿，表演怎么哄睡洋娃娃；跟同伴和虚构的物种一起幻想太空情境）。	**独自游戏** 儿童好像并没有注意到或根本没有意识到其他人的存在。可能四处游荡也不关注同伴们，独自专注自己感兴趣的物品，自娱自乐（例如：躺在地板上；站到椅子上再下来；看着天安静地坐着发呆；背对着同伴们玩耍）。 **旁观者** 儿童意识到其他孩子的存在，并会看向他们或身体朝向他们，但他/她并没有加入同伴们的游戏（例如：安静地看着同伴们；转过身来面对同伴们；用余光看着同伴们；在远处观望同伴并模仿他们）。 **平行接近** 儿童在同伴们的旁边独自游戏，跟同伴们同时使用同一个游戏空间或类似的游戏材料，但没有参与其中。儿童偶尔可能会有模仿同伴、向同伴展示物品或与同伴交换物品的行为（例如：儿童在靠近同伴的戏水台边游戏；儿童在模拟修建高速公路的同伴身边推玩具卡车；儿童在排列动物模型的同伴旁边排列动物模型；儿童在推着载有洋娃娃的童车的同伴身边为洋娃娃梳头发）。 **共同焦点** 儿童与一个或多个同伴游戏互动。儿童与同伴在共同活动、相互模仿活动及互惠性社交互动中产生共同注意。游戏可能包括：轮流、给予和接受帮助和指导、主动分享游戏材料、分享情感表达（例如：儿童和同伴们交换积木；轮流为洋娃娃梳头；假装跟彼此打电话；加入捉迷藏游戏；彼此之间有说有笑）。 **共同目标** 儿童跟同伴们一起参与游戏是为了达到共同目标或实现创造。儿童和同伴们通过制定特定的规则和角色，围绕着不同的兴趣爱好进行协商和妥协，明确地计划并执行一项共同的任务。彼此之间相互协助支持，有团体合作感和归属感（例如：儿童和同伴计划并建造一个特定高度的积木塔；在餐厅游戏里各自扮演不同的角色；提前安排好谁第一个玩游戏）。

（改编自 Leslie, 1987; McCune-Nicholich, 1981; Parten, 1932; Piaget, 1962; Sigman & Ungerer, 1981; Smilansky, 1968; Westby, 2000）

沟通的功能和方式

表 7.3 展示了在有同伴参与的游戏活动中观察儿童的社交沟通（沟通的功能和方式）的标准（改编自 Peck, Schuler, Tomlinson, Theimer, & Haring, 1984）。沟通的功能（communication functions）指的是儿童通过沟通想达到以下哪种目的：

- 没有明显的沟通意图
- 想要某物
- 请求同伴行动/帮助
- 想与同伴互动
- 情感需求
- 声明/评论
- 抗议

沟通功能的实现可以通过以下口语和非口语的沟通方式（communication means）：

- 面部表情
- 眼神凝视
- 身体接近
- 接触
- 展示、给予、接受物品
- 再现
- 视线转移
- 手势
- 声调
- 发音
- 无重点仿说
- 重点仿说
- 简单口语、符号、书写文字
- 复杂口语、符号、书写文字

儿童的每一次沟通尝试都可以被看成是一种潜在的发起行为，目的是与他人一起游戏或使用物品进行游戏，即便这种行为是以不明显或不明确的方式表达出来的。

表 7.3　整合性游戏团体中儿童的社交沟通（沟通的功能和方式）的观察标准

沟通的功能 儿童想要传达什么意图	沟通的方式 儿童如何传达意图
没有明显的沟通意图 没有明显的证据或迹象表明儿童在游戏中跟同伴有沟通。 **想要某物** 为获取游戏材料或参与喜爱的活动而表现出的举动。 **请求同伴行动/帮助** 引导同伴关注自己的想法和需要的行为，包括寻求帮助、去为自己做某件事情或拿取某个物品。 **想与同伴互动** 吸引同伴来建立共同注意和加入互惠性社交互动，包括由儿童自主发起的或回应同伴的发起行为。 **情感需求** 出现喜欢或希望跟同伴分享情感表达和/或身体接触的行为。 **声明/评论** 为了分享信息、兴趣爱好或感受而吸引同伴注意力的行为。 **抗议** 表达拒绝或不满意的行为。	**面部表情** 情感及情绪状态（例如：微笑、皱眉头、皱额头、畏缩、噘嘴、表现出惊讶）。 **眼神凝视** 眼神有交流但没有试图将同伴的目光引至他处。 **身体接近** 靠近同伴或想要的物品。 **接触** 身体接触同伴（例如：轻拍同伴的脸或推、拉同伴的身体；抓住、挪动或操控同伴的手）。 **展示、给予、接受物品** 手拿物品面向同伴、伸手把物品交给同伴、把物品从同伴那里拿走。 **再现** 按次序再现与以前经历相关的部分或全部的行为（例如：藏在箱子里以再现捉迷藏；一边奔跑一边回头看同伴以再现追逐）。 **视线转移** 通过将视线从某人身上转移到物品上面，再将目光转回某人身上，来示意或引导他人的注意力。 **手势** 常规动作，例如指向某处、招手、点头、耸肩。 **声调** 非语言的发音或叫声。 **发音** 声音或语音的音调、音量或持续时间的变化。 **无重点仿说** 在刚听到（立即）或一段时间以后（延迟），重述话语的全部或部分内容，但与当时的游戏情景无关。 **重点仿说** 在刚听到（立即）或一段时间以后（延迟），重述话语的全部或部分内容，跟当时的游戏情景有直接的关系。 **简单口语、符号、书写文字** 在扩大和替代沟通系统的辅助下，说出、用符号表示出或表达出一两个字/短语。 **复杂口语、符号、书写文字** 在扩大和替代沟通系统的辅助下，说出、用符号表示出或表达出常规语言。

（改编自 Peck, Schuler, Tomlinson, Theimer, & Haring, 1984）

游戏偏好和游戏的多样化程度

表7.4提供了观察新手游戏者的游戏偏好和多样化程度的标准。游戏偏好指的是儿童自发地在不同的材料、活动和主题之中选择其喜爱的选项进行游戏。儿童的游戏偏好既可以是常规性的，也可以是非常规性的，比如，发展到痴迷的程度，令人费解的兴趣、仪式行为和嗜好。游戏偏好既包括儿童对玩具或道具的着迷、与玩具或道具的互动，也包括对游戏活动和主题以及玩伴的选择。我们可以依据儿童游戏偏好的数量和范围，判断其游戏的多样化程度。

通过记录新手游戏者的游戏偏好，找出和高手游戏者的游戏兴趣相关且具有激励作用的游戏材料、活动和主题。判断一个儿童游戏的多样化程度，有助于制订计划，以更充分地挖掘这个儿童在游戏兴趣上的所有才能，从而将游戏兴趣转化为可以独立进行且具有社会性的活动。

IPG 评估

下列评估工具专门为整合性游戏团体而设计，与观察标准相对应，本篇的最后会提供这些工具的具体资料（参见第三篇的动手活动）。

- 游戏问卷
- 游戏偏好清单
- 整合性游戏团体观察
- 个人游戏发展概况
- IPG 月度进展记录
- 整合性游戏团体总结报告

这些工具用于记录对儿童发展情况的观察。建议参考表7.5提供的进度表实施评估活动。下面将对 IPG 评估工具进行详细说明。

游戏问卷

游戏问卷是基于重要他人（如家长、老师、治疗师）在不同的自然的游戏环境中（如家庭、邻里、学校、社区）对儿童的观察编写的，提供了有关儿童的游戏经历和发展的全面信息。游戏问卷包括以下几个部分：

I. 背景和游戏经历

II. 游戏偏好和游戏的多样化程度

III. 同伴关系和社会性游戏类型

IV. 游戏的发展形式

该问卷可以由个人填写或者采用访谈形式完成。鼓励调查对象在填写问卷的时候分享实例、做出评价和提出问题。虽然并不要求填写问卷的人都接受过正式的培训，但在一些情况下有必要向不熟悉问卷内容的人解释其中的术语。

表 7.4　整合性游戏团体中儿童游戏偏好和游戏多样化程度的观察标准

游戏偏好	观察	例子
游戏兴趣	儿童最喜欢如何打发时间？	・四处闲逛 ・让小木棍在指尖上保持平衡 ・分拣字母/数字的形状 ・测量家具 ・收集火车时刻表 ・读书 ・画画
游戏材料	什么样的玩具或道具对儿童最有吸引力？	・发条玩具 ・弹珠迷宫 ・闪亮的物品 ・毯子和盒子 ・人偶 ・仿真道具（塑料水果和蔬菜、医生玩具套装）
使用游戏材料的方式	儿童喜欢怎样玩玩具或道具？	・用鼻子闻和用嘴咬 ・盯着玩具 ・旋转玩具 ・将细小物品从手指缝隙中漏下 ・装入和倒出物品 ・囤积物品 ・排列玩具 ・常规动作
游戏活动	儿童喜爱哪些游戏活动？	・身体动作性（打闹、捉迷藏、跳舞） ・感官探索性（玩沙和玩水、玩橡皮泥） ・建构性（积木、火车轨道玩具） ・社会戏剧性（梳妆打扮、娃娃屋、超市） ・艺术（画画、涂色） ・音乐（唱歌、演奏乐器） ・社会性游戏（《鸭子鸭子鹅》《伦敦桥》） ・桌面游戏/纸牌（《抱歉》《乌诺牌》）
游戏主题	儿童喜欢哪些游戏主题？	・熟悉的日常活动（购物、生日派对、看医生） ・幻想游戏（哈利·波特、经典童话故事、小甜甜布兰妮） ・虚构故事（怪兽、太空旅行、走失猫咪的国度）
与他人一起游戏	儿童喜欢和哪些同伴一起游戏？	・没有特定的人 ・有一个或多个特定的同伴 ・有一个或多个特定的成人

表 7.5 IPG 评估活动实施进度表示例

每月课次	之前	基线 第1个月								第2个月								第3个月								第4个月								第5个月								追踪 第6个月								之后
		1	2	3	4	5	6	7	8	9	10	11	12	13	14	15	16	17	18	19	20	21	22	23	24	25	26	27	28	29	30	31	32	33	34	35	36	37	38	39	40	41	42	43	44	45	46	47	48	
游戏问卷	X																																																	X
游戏偏好清单	X							X																																X										X
IPG观察				X		X				X								X				X/G								X								X/G								X			G
个人游戏发展概况								X								X								X								X								X										X
IPG月度进展记录								X								X								X								X								X										X
整合性游戏团体总结报告																																																		X

注：X 表示实施 IPG 评估活动；G 表示在相关游戏情景中尝试泛化

在整合性游戏团体课程开始前完成游戏问卷是最有效的，可以将它纳入儿童初始信息的收集工作，并在整个游戏团体课程结束后再次进行问卷调查来评估儿童的进步（参见表 7.5）。

游戏偏好清单

游戏偏好清单直接对应表 7.4 的 IPG 观察标准。游戏偏好清单用于记录新手游戏者的游戏偏好和他们与高手游戏者的游戏关系。这个清单也可以展现游戏多样化程度的信息，这些信息记录在个人游戏发展概况中。

第一次评估在课程的早期（基线）阶段进行，随后需要定期进行更新（参见表 7.5）。为了完成这份清单，需要从不同的来源（例如，直接观察、游戏问卷、与儿童有重要关系的人们进行谈话）去收集每个新手游戏者的游戏偏好的有关信息。当儿童有各种各样的材料、活动和主题可供选择时，他们在自由游戏时的自发选择应该可以通过其游戏偏好得到预判。

一旦你制作好一份新手游戏者的游戏偏好清单，下一步就要想出一系列的方法将新手游戏者的游戏兴趣与高手游戏者的游戏兴趣联系在一起。通常，我们会在启动游戏团体课程时与儿童一起讨论，集思广益。

根据我们的经验，引导和鼓励高手游戏者以创新的方式将自己的游戏兴趣与新手游戏者的游戏兴趣结合起来并不是很困难的事。当新手游戏者的游戏兴趣符合儿童的主流文化时，很容易找到他们之间的共同之处。例如，许多新手游戏者也同样对高手游戏者喜爱的游戏、书籍和电影中的热门人物感兴趣，如托马斯小火车、宝可梦、哈利·波特。如果新手游戏者的兴趣和爱好与众不同，那么，游戏向导就必须对其进行深入了解以找到它与高手游戏者之间的关联。图 7.1 提供了一张劳拉的游戏偏好清单示例，她的兴趣爱好相对特别，如以下案例摘要所述。

【案例摘要】

劳拉的游戏偏好清单

劳拉是一位 9 岁的孤独症小女孩，她对头发有一种特有的痴迷。她很喜欢抚摸其他人的头发，特别是那些又长又柔顺的头发。当别人在梳理头发的时候，劳拉总是喜欢凝视着他们，看得如痴如醉。劳拉对有长头发的洋娃娃也很痴迷。她喜欢摇晃洋娃娃让它的头发甩来甩去。与此同时，劳拉还会重复说出"头发"二字，将其哼成曲调。

劳拉的父母将她的癖好填写在问卷的第二部分中。劳拉的老师（作为游戏向导）记录下这些信息并将她的观察也列入游戏偏好清单中。为了完成评估，下一次整合性游戏团体课程开始的时候，她组织所有儿童进行了一场讨论。要求每个儿童谈谈他们喜欢玩的东西。轮到劳拉的时候，老师提醒她分享她对头发和具有类似柔顺质地的物品的爱好。接下来，老师要求孩子们开动脑筋，想一些可以把劳拉的爱好也包括在内的有趣活动和主题。孩子们想出了很多富有创意的点子，这些点子将劳拉的爱好跟这些高手游戏者的爱好联系了起来。

整合性游戏团体观察

表 7.2 和表 7.3 呈现了整合性游戏团体观察标准。整合性游戏团体观察这一评估工具用于记录对儿童在整合性游戏团体中的表现的自然观察。该工具也可用于记录儿童在与同伴游戏的其他自然情境下的情况（以用于确立基线水平和泛化程度）。

为了进行评估，需要在课程进行中系统地进行现场或通过视频资料观察（参见表 7.5）。重要的是，评估人员必须观察儿童在成人干预最少时的情况（例如离开游戏团体，在一旁观察，如同珍·古道尔的做法）。在早期（基线）阶段，可以提高观察频率（如每周观察一次），在后面的阶段可以适当减少并定期实施（如每隔一周观察一次）。经验表明，每一次游戏课程中花上 10 分钟使用该评估工具去记录观察就可以了。

该评估工具可用于多套游戏方案（play scheme），其中儿童游戏的象征性层面、游戏的社会性层面和沟通的功能和方式都被记录下来。每套游戏方案都包括时间明确的开始、中间和结束阶段，涉及从一个活动、主题和/或行为到另一个活动、主题和/或行为的转变。其中也可能包括一段时间的无所事事，如张望或闲逛。在课程的整个过程中，儿童很可能会参与许多简短的游戏方案或几个持续较久的游戏方案。每个游戏方案的主题都不一样。另外，也可以将游戏持续的时间记录下来。

观察儿童的时候，记录人员除了在方框中打钩之外，还须简要记录儿童在每一个游戏方案中表现出的突出行为。此外，记录人员还应详细描述社会性游戏的情景，以便更全面地呈现儿童的游戏经历。图 7.2 是使用整合性游戏团体观察评估工具对特蕾莎所进行的一次 10 分钟的观察示例（参见 Wolfberg, 1999，关于特蕾莎参加整合性游戏团体两年的完整案例描述）。

个人游戏发展概况

个人游戏发展概况作为评估游戏团体中的新手游戏者的持续进步的一种方法，采用了前面提到的所有工具及其他相关资料。经验表明，个人游戏发展概况每月都要完成一次（参见表 7.5）。该评估工具包括系统地汇编和分析每个儿童在以下游戏领域中主要和新出现的发展特征的有关信息。

- 社会性游戏形式
- 游戏的象征性层面
- 游戏的社会性层面
- 沟通（发起和回应社交互动的频率及品质）
- 游戏偏好和游戏的多样化程度

图 7.3 提供了一个课程为期 6 个月的整合性游戏团体中的个人游戏发展概况的示例。

整合性游戏团体评估工具

新手游戏者：劳拉
观察者：游戏向导、家长
日期：2001 年 10 月 14 日

整合性游戏团体游戏偏好清单示例

游戏偏好	新手游戏者	列出与高手游戏者的游戏关联
游戏兴趣 孩子喜欢做什么来打发时间？（例如，兴趣、仪式行为、癖好）	任何和头发有关的事情	· 发型师：为彼此的头发做造型 · 发型师：为洋娃娃的头发做造型 · 发型师：为假发做造型
游戏材料 什么类型的玩具或道具对孩子最有吸引力？（例如，上发条的玩具，闪亮的物品，人偶，仿真道具）	长发洋娃娃 假发 梳子 束发带	· 戴上不同风格的假发梳妆打扮 · 使用不同质地的材料做假发，例如毛线、细绳和丝带
使用游戏材料的方式 孩子喜欢怎样使用玩具或道具？（例如，旋转、过筛、装入和倒出、排列、图构、常规性动作）	抚摸头发 摇动洋娃娃 把头发甩来甩去 在梳头时发呆出神	· 梳理玩具马的鬃毛和尾巴 · 骑在拖把上，假装在骑马 · 给玩具狗梳毛和举办一次宠物狗狗展
游戏活动 孩子喜爱哪些游戏活动？（例如，身体动作性、感官探索性、建构性、社会戏剧性、艺术、音乐、游戏）	感官探索性：抚摸任何跟头发类似的物品并喜欢看其飘动	· 在庆祝游行时挥舞绑有彩带的棍子 · 模仿表演奥运会艺术体操运动员舞动彩带的动作
游戏主题 孩子喜欢哪些游戏主题？（例如，熟悉的生活常规、幻想、虚构）	熟悉的日常生活：梳理头发	· 为生日派对装饰彩色飘带
与他人一起玩 孩子喜欢和谁一起玩？（例如，没有特定的人、一个或多个特定的成人、一个或多个特定的同伴）	留着长发的同伴或成人	

图 7.1 完整的游戏偏好清单示例

整合性游戏团体观察

◆ 整合性游戏团体评估工具 ◆

儿童的名字：特蕾莎
出生日期：1978 年 3 月 16 日
IPG 地点：特教班
游戏向导：教师
游戏方案：向同伴发出一起玩娃娃屋游戏的邀请
持续时间：5 分钟

观察者：教师
日期：1987 年 10 月 3 日
开始时间：下午 2:40
结束时间：下午 2:50

象征性层面	
未参与	✓
操作感觉性	
功能性	
象征假扮性	

社会性层面	
独自游戏	✓
旁观者	
平行接近	
共同焦点	
共同目标	

沟通的功能和方式

要求与同伴互动：向同伴发出玩娃娃屋游戏的邀请。	身体接近：让自己靠近并背对着同伴玩东西。
	复杂的口语："来娃娃屋玩……来娃娃屋玩，苏珂？"
	针对性自说："这是一个娃娃屋。"

游戏情景

当罗尼和凯拉（高手游戏者）整理超市游戏的材料时，特蕾莎向苏珂（高手游戏者）发起玩娃娃屋游戏的邀请。特蕾莎站在苏珂身边，摸了摸娃娃屋并将其拿起。苏珂看了她一眼。

特蕾莎：（面对娃娃屋）来娃娃屋玩，来娃娃屋玩。（看了下苏珂）来娃娃屋玩，苏珂？

苏珂：（不回应，走开了，并参与到其他孩子们的游戏中）。

特蕾莎：（面对娃娃屋）这是一个娃娃屋。不要玩娃娃屋，不要玩娃娃屋。这是一个娃娃屋。（指着架子上的图文标签）说"娃娃屋"。这是一个娃娃屋，娃娃屋。

描述

特蕾莎试图与苏珂玩娃娃屋游戏，但苏珂没有回应她。特蕾莎未能使用常规的沟通方式（例如，向同伴提问，与同伴建立共同焦点。由于无法修复中断的沟通，特蕾莎最终被孤立，无法加入任何特定的游戏活动。她开始一个人喋喋不休地讲着关于娃娃屋的事情（仿说）。

图 7.2 完整的整合性游戏团体观察示例（第 1 页，共 3 页）

◆ 整合性游戏团体评估工具 ◆　　　整合性游戏团体观察

儿童的名字：特蕾莎	观察者：教师
出生日期：1978 年 3 月 16 日	日期：1987 年 10 月 3 日
IPG 地点：特教班	开始时间：下午 2:40
游戏向导：教师	结束时间：下午 2:50
游戏方案：加入超市游戏	
持续时间：2 分钟	

象征性层面		社会性层面		描述
未参与		独自游戏		特蕾莎通过重复"快捷支付"的广告词，发起了加入超市的游戏的行为。这次凯拉明白了，并做出回应，邀请特蕾莎代替她做"导购小姐"。特蕾莎欣然接受了，她站在收银台后面说："我也是导购小姐了！"她显然不明白"导购小姐"的概念，但掌握了怎样做的商业广告的要领。这是一次短暂但正面的社交沟通。
操作感觉性		旁观者		
功能性	✓	平行接近		
象征假扮性		共同焦点	✓	
		共同目标		

沟通的功能和方式	
要求同伴互动：向同伴发出玩超市游戏的邀请	针对性（延迟）仿说：重复念着与游戏有关的商业广告词（快捷支付）
	复杂的口语：回应同伴

游戏情景

特蕾莎接下来试图加入苏珂、罗尼和凯拉的游戏，他们已经分派好了收银员和顾客的角色。特蕾莎看着凯拉在收银台后面打电话，嘴里反复叨念着一句连锁超市的广告词。

特蕾莎：快捷支付，你好，请拨打电话（边说边用手指在空中写着数字）……67097……请快捷支付。

凯拉：你来当导购小姐吧（走开并扮演与苏珂和罗尼的共同游戏中的另一个角色）。

特蕾莎：我也是导购小姐了！（代替了凯拉在收银台后面的角色）。

图 7.2　完整的整合性游戏团体观察示例（第 2 页，共 3 页）

◆ 整合性游戏团体评估工具 ◆

整合性游戏团体观察

儿童的名字：特蕾莎	观察者：教师
出生日期：1978年3月16日	日期：1987年10月3日
IPG地点：特教班	开始时间：下午2:40
游戏向导：教师	结束时间：下午2:50

游戏方案：向同伴发出玩超市游戏的邀请
持续时间：5分钟

象征性层面		社会性层面	
未参与		独自游戏	✓
操作感觉性		旁观者	
功能性	✓	平行接近	
象征假扮性		共同焦点	
		共同目标	

沟通的功能和方式

		描述
要求与同伴互动：发出玩超市游戏的邀请		特蕾莎模仿凯拉，像她先前一样假装在电话上讲话（模拟游戏）。由于她不明白自己的角色，她进行扮演游戏。仿游戏而不是假扮游戏。她进入她的独白中，（仿说）着跟苏珂有关的广告词。在她的独白中，她呼叫苏珂，但苏珂却没有做出回应。特蕾莎便不得不继续保持独自游戏的状态。
声明/评论——指向苏珂		
针对性（证实）仿说：重复念着与游戏有关的商业广告词（快捷支付）		
复杂的口语：“苏珂，说'你好'。”		

游戏情景

特蕾莎模仿凯拉拿起电话并把电话放在耳边。
她讲着电话，但并没有特别去看任何人。

特蕾莎：停一下，你听到了吗？我想打74897……快捷支付，请快捷支付……好的……再见，再见。你好，请跟收银员讲话，你好，苏珂，说"你好"。

苏珂：（困惑地看着特蕾莎，没有理会她）。

特蕾莎：请快捷支付吧？快捷支付，好吧，请快捷支付，好吧，请快捷支付。停一下，你听到了吗？

图7.2 完整的整合性游戏团体观察示例（第3页，共3页）

◆ 整合性游戏团体评估工具 ◆

个人游戏发展概况

儿童姓名：菲力克斯　　　　游戏团体向导：玛塔·鲁伊斯老师
出生日期：1995 年 9 月 25 日　　观察者：言语语言治疗师玛塔·鲁伊斯和 JJ. 希尔，作业治疗师汤姆·吕
IPG 地点：特教班　　　　开始／结束日期：2000 年 9 月 30 日—2001 年 3 月 31 日

游戏领域	每月进步						关键的观察结果
	1	2	3	4	5	6	
社会性游戏形式							· 通常会忽视、回避、逃避与同伴接触
主动怪异型					E	X	· 可以忍受同伴的靠近
被动型							· 对同伴表现出一定的兴趣
孤离型	X	X	X	X	X		· 主动寻找同伴
其他类型（描述）							
游戏的象征性层面							· 对活动没有兴趣
象征假扮性							· 囤积字母形状的玩具
功能性					E	X	X	· 装入和倒出，开始堆叠字母积木
操作感觉性			E	X	X		· 搭建积木塔
未参与	X	X					· 在道路上推车辆
游戏的社会性层面							· 试图逃离游戏区域
共同目标							· 在远离同伴的地方徘徊
共同焦点					E	X	· 独自玩耍，偷看同伴
平行接近					X	X	· 在同伴身边玩耍
旁观者				E			· 开始给予和接受玩具
独自游戏	X	X	X				· 与同伴进行简短的交流
沟通的功能和方式							· 没有针对同伴的发起行为
发起和回应社交互动的频率——回应							· 一般不理会同伴的发起行为
高度							· 通过观察、触摸玩具、接近同伴，做出不明显的发起行为
中度					X	X	
低度	X	X	X	X			· 通过靠近同伴／拿走玩具，做出更加明显的发起行为
发起和回应社交互动的品质——回应							· 从同伴那里接受玩具以及做出更多的回应
明确的意图					E	X	
不明确的意图	X	X	X	X			
游戏的偏好和游戏的多样化程度							· 最初对活动不感兴趣
游戏兴趣的范围							· 囤积字母形状的玩具
高度多样化							· 将字母形状的玩具装入和倒出容器以及按颜色分拣字母
中度多样化					X	X	
有限且受限	X	X	X	X			· 对字母积木块感兴趣
游戏兴趣的数量	0	1	2	5	8	10	· 用不同的积木搭建
							· 喜欢车辆、道路、桥梁

评价：
在过去的 6 个月里，菲力克斯在参加整合性游戏团体课程的过程中取得了稳步的进展。他适应得很慢，但现在已经习惯了这种常规。当他的同伴来参加游戏课程时，他表现出兴奋和喜悦。他所学到的一些东西似乎可以泛化到独立游戏之中，因为他现在独立自主游戏时能探索更多种类的材料。在课间休息时，他还会自发地在操场上寻找熟悉的同伴。同样地，菲力克斯的玩伴们也越来越喜欢他了，并且会在午餐和课间休息时更加努力地让他融入进去。

注：X 表示主要的特征；E 表示新出现的特征

图 7.3　为期 6 个月的完整的个人游戏发展概况示例

【案例摘要】

菲力克斯的个人游戏发展概况

正如第一章所介绍的，菲力克斯是一名 7 岁的孤独症男孩，他在自由游戏的时间里远离同伴们，花费大部分时间去探究字母和数字的形状。菲力克斯和他的特殊教育班级的另一位新手游戏者以及三位二年级普通教育班的高手游戏者一起参加了整合性游戏团体课程。游戏团体每周会面 2 次，每次 30 分钟，在午餐休息时间的最后半小时进行。这些课程由特殊教育老师带领，并由言语语言治疗师和作业治疗师提供协助，他们轮流上课。

IPG 月度进展记录

IPG 月度进展记录是用来追踪每个新手游戏者参加整合性游戏团体课程后在一系列特定目标上的持续进展。IPG 的目标是为每个新手游戏者量身定制的，目的是最大限度地提高儿童的能力和在同伴游戏中的自发性发展。目标是在对评估进行全面和持续分析的基础上精心制订的。

在最初的基线期（参见表 7.5）收集了初步评估资料以后，根据需要为新手游戏者制订了与以下一个或多个游戏领域相对应的目标。

- 象征性层面
- 社会性层面
- 沟通和语言
- 游戏偏好和游戏的多样化程度
- 泛化（例如，儿童是否在其他不同的情景、活动中或与不同的同伴游戏时表现出了新掌握的技能）
- 其他

表 7.6 提供了一个整合性游戏团体目标的模板。请注意，这并不是一份详尽的清单。此外，这些例子仅作参考，而不是以现成的方式为儿童设定目标的"捷径"。

根据每月对评估的分析，每个目标的进展都记录在 IPG 表格的月度进展记录中。在提供儿童进步证据的支持性文件（如游戏问卷、游戏偏好清单、游戏观察、个人游戏发展概况）对应的方框内填写一个表示进步程度的符号（例如，o 表示没有变化，+ 表示明显进步，- 表示明显退步，✓ 表示达到预期的目标）。

在评估目标时，重要的是考虑到儿童的发展速度和程度各不相同，而且儿童的进步情况受许多因素的影响。因此，在绘制儿童的进步情况图表时，必须追踪趋势，来确定目标是否仍然是切实且有意义的。经验表明，如果 3 个月内没有证据表明有进步，那么可能就需要调整或改变目标以使儿童在合理的时间范围内（如 6 个月）确实能够达到目标。同样的道理，如果在制订目标后不久儿童就迅速实现了目标，那么调整或改变该目标以使儿童能够继续迎接挑战也是非常重要的。

图 7.4 提供了一个课程为期 6 个月的完整的整合性游戏团体月度进展记录示例。

表7.6 整合性游戏团体的目标模板

游戏领域	整合性游戏团体的目标模板
象征性层面	总体目标：最大限度地提高儿童在象征性游戏方面的发展。 儿童以下列方式进行操作性游戏： · 探索物品/玩具的物理特征 · 用单一物品/玩具做出简单的动作 · 组合两个或更多的物品/玩具做出简单的动作 儿童以下列方式进行功能性游戏： · 常规性使用物品/玩具 · 将两个或更多相关的物品/玩具组合起来 · 让自己、洋娃娃或同伴遵循简单的剧情/熟悉的常规使用仿真玩具 儿童以下列方式进行象征假扮游戏： · 使用一个物品去代表另一个物品 · 赋予物品不存在或不真实的属性 · 将想象中的物品当作真实存在一样 · 与洋娃娃、自己、同伴和/或想象中的人物玩角色扮演，将（真实或虚构的）剧情表演出来
社会性层面	总体目标：在与同伴的社会性游戏中最大限度地促进儿童的发展。 儿童以下列方式表现出对同伴的兴趣和意识（定向的旁观者）： · 将自己的身体转过来面向同伴和他们的游戏活动 · 直接观看同伴和他们的游戏活动 · 在远处观望同伴并模仿他们的动作 儿童以下列方式与同伴进行平行游戏： · 在同一游戏空间中靠近同伴进行游戏活动 · 使用与同伴类似的游戏材料进行游戏活动 · 在同伴身边游戏时模仿同伴的动作 儿童以下列方式在与同伴游戏时表现出共同焦点： · 与同伴建立共同注意 · 与同伴进行共同的行动 · 与同伴进行相互模仿 · 与同伴进行互惠性社交互动 儿童以下列方式在与同伴游戏时表现出共同目标： · 与同伴合作进行游戏活动 · 与同伴共同计划并执行共同任务 · 与同伴就不同的兴趣进行协商和妥协
沟通和语言	总体目标：在与同伴的游戏中最大限度地提升儿童的社交能力。 儿童借助一种或多种口语/非口语方式（参见表7.3），以下列方式向同伴发起社交： · 向同伴要物品/玩具 · 要求同伴行动/协助 · 与同伴互动 · 希望同伴表达关心、爱护 · 向同伴发表声明或做出评论 · 加入同伴团体并且参与正在进行的游戏活动

沟通和语言 （接上文）	儿童借助一种或多种口语/非口语方式（参见表7.3），以下列方式回应同伴的社会性邀请： · 加入同伴 · 从同伴那里接受物品/玩具 · 接受同伴的帮助 · 接受同伴的关心、爱护 · 模仿同伴 · 跟随同伴的带领 儿童借助一种或多种口语/非口语方式（参见表7.3），以下列方式与同伴展开互惠性社交： · 维持与同伴的共同注意 · 与同伴一起行动 · 给予和接受同伴的帮助 · 与同伴交换物品/玩具 · 和同伴相互模仿 · 与同伴轮流/交替行动 · 与同伴的谈话能继续下去 · 与同伴一起表演社会戏剧游戏的情节 儿童在与同伴游戏时会以下列方式加强语言表达能力： · 向同伴提问 · 向同伴发表声明或做出评论 · 与同伴的谈话能继续下去 · 叙述假扮游戏的情节 · 在与同伴游戏时协商规则和角色
游戏偏好和多样化程度	总体目标：扩展儿童自发游戏偏好的范围，丰富儿童游戏兴趣的种类。 儿童将表现出越来越多的自主选择的游戏兴趣 儿童将表现出更加广泛/多样化的自主选择的游戏兴趣 （参见表7.1中的游戏偏好的案例）
泛化	总体目标：最大限度地促进儿童在自然情景中的社交、沟通和游戏的发展。 在不同的游戏情景下跟不同的同伴/兄弟姐妹游戏时，儿童运用在整合性游戏团体中获得的社交、沟通和游戏技能（见以下例子）： 在家庭/社区中 · 在家里与同伴自由游戏 · 在家里与兄弟姐妹自由游戏 · 在家里独自游戏 · 在社区的游乐场所自由游戏 · 在家庭和社区（例如，生日派对上、足球俱乐部里）进行其他的社交活动 在学校中 · 在学校的操场上与同伴自由游戏 · 在学校的教室里与同伴自由游戏 · 在学校里独自游戏 · 在学校（例如，午餐时、集会上、郊游时）进行其他的社交融合性活动

◆ 整合性游戏团体评估工具 ◆

IPG 月度进展记录

儿童姓名：玛雅
出生日期：1998 年 3 月 27 日
IPG 地点：幼儿园

游戏向导：丽莎·贾菲（影子老师）
观察者：吴茗（课程协调员）
开始 / 结束日期：2001 年 1 月 ~ 6 月

游戏领域	IPG 目标	1	2	3	4	5	6	支持性文件
象征性层面	玛雅能让自己、洋娃娃或同伴遵循简单的剧情 / 熟悉的常规，使用仿真道具进行功能性游戏。	o					+	游戏问卷
								游戏偏好清单
		o	o	+	+	+	+	IPG 观察表格
		o	o	+	+	+	+	个人游戏发展概况
								其他文件资料
社会性层面	在喜欢的游戏中，玛雅能通过与同伴建立共同注意点来获得共同焦点。	o					✓	游戏问卷
								游戏偏好清单
		o	o	+	+	+	✓	IPG 观察表格
		o	o	+	+	+	✓	个人游戏发展概况
								其他文件资料
沟通和语言	玛雅能和同伴说"我们来玩吧""和我一起玩吧"，来向同伴发起社交行为。	o					✓	游戏问卷
								游戏偏好清单
		o	o	+	+	+	✓	IPG 观察表格
		o	o	+	+	+	✓	个人游戏发展概况
							✓	其他文件资料
游戏偏好和多样化程度	玛雅将表现出更加广泛 / 多样化的自主选择的游戏兴趣，超出了她目前对书籍 / 影视的兴趣范围。	o					+	游戏问卷
		o	o	−	o	+	+	游戏偏好清单
								IPG 观察表格
		o	o	−	o	+	+	个人游戏发展概况
								其他文件资料
泛化	玛雅在家中与玩伴和妹妹自由游戏时能够运用在整合性游戏团体中获得的社交、沟通和游戏能力。	o					+	游戏问卷
								游戏偏好清单
								IPG 观察表格
								个人游戏发展概况
		o	o	o	o	+	+	其他文件资料
其他	玛雅在学校与她的同学自由游戏时能够运用在整合性游戏团体中获得的社交、沟通和游戏能力。							游戏问卷
								游戏偏好清单
		o	o	o	o	+	+	IPG 观察表格
								个人游戏发展概况
		o	o	o	o	+	+	其他文件资料

注：o 表示没有变化；+ 表示明显进步；− 表示明显退步；✓ 表示达到预计的目标

图 7.4　完整的 IPG 月度进展记录示例

【案例摘要】

玛雅在整合性游戏团体中的月度进展记录

正如第一章中所介绍的那样,玛雅是一个有广泛发育障碍的 4 岁女孩,虽然她会四处闲逛,但当同伴们正扮演着畅销书籍和影视中的角色的时候,她也会待在同伴身边游戏。玛雅每天早上在学前班与班上的两位高手游戏者一起参加 20 分钟的整合性游戏团体课程。游戏团体由她的影子老师(同时也是她家庭中的治疗师)与一位专家共同负责,这位专家负责协调玛雅在幼儿园和家庭中接受的干预。

整合性游戏团体总结报告

整合性游戏团体总结报告在为学期结束时撰写儿童参加整合性游戏团体的评价总结提供了一种范式。该报告是根据整个评估过程中收集到的资料编写的。报告中需包括以下内容提要:
- 在参加整合性游戏团体之前,儿童的同伴社交和游戏需求情况
- 用于解决儿童同伴社交和游戏需求的方法
- 儿童在游戏领域和预期目标方面取得的进展
- 针对儿童日后的同伴社交和游戏需求发展提出的建议

本章总结

建立在敏锐观察之上的高品质评估是在整合性游戏团体中理解、解读和引导儿童的关键。本章介绍的评估工具旨在发现孤独症谱系儿童在与同伴游戏时所表现出的特殊能力和面临的挑战,使我们能够从多个来源和角度,以一种目标明确和全面的方式对观察结果进行定性和量化。评估不仅对制订切实且有意义的目标和评估儿童的持续进步情况至关重要,而且在"如何对新手游戏者展开最佳干预"这个问题上为我们提供了决策依据。接下来,我们要将注意力转移到如何在整合性游戏团体中运用引导式参与方法构建支持系统上。

本篇资源　动手活动

实操练习

进行以下与第三篇（在游戏中观察儿童：IPG 评估）内容相对应的实操练习。

- 实操练习 10：对普通儿童参与同伴游戏的自然观察
- 实操练习 11：练习评估

评估工具

- 游戏问卷
- 游戏偏好清单
- 整合性游戏团体观察
- 个人游戏发展概况
- IPG 月度进展记录
- 整合性游戏团体总结报告

◆ 整合性游戏团体评估工具 ◆

游戏问卷（第1页，共4页）

孩子姓名：　　　　　　　　　　　　　　填写问卷者的姓名：

性别：　　　　　　　　　　　　　　　　与孩子的关系：

出生日期：　　　　　　　　　　　　　　IPG 地点：

诊断结果：　　　　　　　　　　　　　　日期：

第一部分：背景和游戏经历

孩子多久有一次定期的游戏机会？（请勾选一项）			
少于一小时		多于一小时	
每天		每天	
每周 3 至 5 天		每周 3 至 5 天	
每周 1 至 2 天		每周 1 至 2 天	
孩子的时间表中没有安排			
孩子经常在哪儿玩？（请勾选所有适合的选项）			
家庭			
学校			
社区			
治疗机构			
其他（请描述）			
孩子经常在哪些情况下游戏？（请勾选所有适合的选项）			
没有成人支持的自由游戏		成人指导的游戏	
独自地		独自地	
与一个或多个兄弟姐妹一起		与一个或多个成人一起	
与一个同伴一起		与一个或多个兄弟姐妹一起	
2 至 5 个同伴组成的小团体		与一个同伴一起	
5 个或更多同伴组成的大团体		2 至 5 个同伴组成的小团体	
室外		5 个或更多同伴组成的大团体	
室内		室外	
		室内	
请自由发表意见：			

第二部分：游戏偏好和游戏的多样化程度

孩子会自发找谁一起玩？（请勾选所有适合的选项）			
弟弟妹妹		父母	
哥哥姐姐		其他成年的家庭成员	
双胞胎		老师	
同龄的同伴		治疗师	
年龄较大的同伴		其他成人	
年龄较小的同伴		没有人	
请自由发表意见：			

Wolfberg, P. J. (2003). *Peer play and the autism spectrum: The art of guiding children's socialization and imagination.* Shawnee Mission, KS: Autism Asperger Publishing Company.

◆ 整合性游戏团体评估工具 ◆

游戏问卷(第2页,共4页)

第二部分:游戏偏好和游戏的多样化程度(续)

孩子会自发地进行什么活动?(请勾选所有适合的选项)	
面对面的互动(例如,捉迷藏、挠痒痒、打闹)	
身体运动(例如,荡秋千、跑、跳、骑自行车)	
感觉(例如,水、沙子、橡皮泥)	
建构(例如,积木、乐高积木、火车和轨道)	
仿真的道具(例如,洋娃娃、动物模型、装扮服装)	
假扮(例如,创作故事并进行角色扮演、有想象中的伙伴)	
艺术(例如,素描、彩绘)	
音乐(例如,唱歌、演奏乐器)	
拼图和桌面游戏	
请列出孩子喜欢的游戏活动、材料、主题、特殊兴趣、独特的癖好:	
哪种描述最能说明孩子的游戏兴趣?(请勾选一项)	
高度多样化,喜欢许多不同类型的游戏活动	
中度的多样化,喜欢好几种不同类型的活动	
有限且受限,只喜欢一种或几种不同类型的活动	
儿童在游戏中是否表现出以下特征?(请勾选所有适合的选项)	
仪式化行为	
重复的常规	
刻板行为	
异常的迷恋、痴迷	
重复的主题	
对他人具有攻击性	
破坏性地玩玩具	
其他行为	
请描述并举例说明:	

Wolfberg, P. J. (2003). *Peer play and the autism spectrum: The art of guiding children's socialization and imagination*. Shawnee Mission, KS: Autism Asperger Publishing Company.

◆ 整合性游戏团体评估工具 ◆

◆ 整合性游戏团体评估工具 ◆

游戏问卷（第 3 页，共 4 页）

第三部分：同伴关系和社会性游戏类型

孩子是否与另一个孩子之间建立了友谊关系？（请勾选所有适合的选项）	
没有朋友	
有一个朋友	
有一个以上的朋友	
朋友是同龄人	
朋友年龄较小	
朋友年龄较大	
朋友的性别相同	
朋友的性别不同	
朋友是普通孩子	
朋友是有特殊需要的孩子	
请描述这种友谊的性质（比如，他们是如何认识对方的，他们第一次见面是什么时候，他们一起做什么，是什么让他们希望成为对方的朋友）：	
孩子与同伴游戏时的社交风格是以下哪种类型？（请勾选一项）		
孤离型	总是回避与同伴一起	
	主动避免与同伴接触	
	对同伴的发起行为不作回应	
	以接近成人的方式去接近同伴，目的是满足自己的需要	
被动型	对同伴表现得无动于衷	
	对同伴一般都很顺从	
	很容易被引领到游戏中，并跟随同伴一起游戏	
	在与同伴的游戏中很少或没有自我主动性	
主动怪异型	表现出对与同伴游戏的积极性	
	以尴尬或怪异的社交方式接近同伴	
	进行单向式的谈话，只专注于自己的兴趣	
	试图发起游戏或加入同伴游戏，但对时机的把握很差	
其他类型	社会性游戏类型不符合上述任何一种情况	
	社会性游戏类型反映了上述不同情况的组合	
	社会性游戏类型与普通儿童类似	
孩子与同伴沟通的主要方式是什么？（请勾选所有适合的选项）	
复杂的口语/符号/书写文字	
简单的口语/符号/书写文字（一两个字、短句）	
仿说（重复别人的字词和短语）	
图片沟通（照片、线条画）	
发声（发出声音）	
手势（例如，指向、点头、挥手）	
身体接触（例如，用手去引导同伴）	
辅助性的沟通方式（例如，电脑语音输出设备）	
其他	
请自由发表意见：	

Wolfberg, P. J. (2003). *Peer play and the autism spectrum: The art of guiding children's socialization and imagination.* Shawnee Mission, KS: Autism Asperger Publishing Company.

◆ 整合性游戏团体评估工具 ◆

游戏问卷（第 4 页，共 4 页）

第四部分：游戏的发展形式

儿童的社会性游戏形式是接近以下哪个选项？（请勾选一项）		
独自游戏	四处闲逛，不关注同伴	
	远离成人，短暂忘我地投入到任何感兴趣的东西上面	
	在远离同伴的地方独自玩耍	
旁观者	观看同伴游戏	
	将身体朝向同伴或他们的游戏活动	
	模仿同伴的动作，同时从远处观察他们	
平行接近	在同一游戏空间内，在同伴身边独自游戏	
	使用与同伴相似的材料进行游戏	
	在同伴身边游戏时模仿同伴的动作	
共同焦点	和一个或多个同伴参与互惠性游戏	
	轮流活动／与同伴分享玩具材料	
	模仿／感受同伴的情绪（微笑、大笑）	
共同目标	和一个或多个同伴合作进行游戏	
	与同伴一起计划并共同完成一个任务	
	围绕不同的兴趣进行沟通和妥协	
儿童的表征性游戏形式最符合以下哪个选项？（请勾选一项）		
操作感觉性	探索单一物品（例如，嘴咬、碰撞、摇晃）	
	探索组合物品（例如，排列、装入和倒出）	
	用有难度的技能使用物品（例如，平衡、旋转、套索）	
功能性	有目的地使用物品（例如，在地板上推动小汽车、堆叠积木）	
	将相关物品组合使用（例如，将茶杯放在碟子上）	
	用仿真的道具表演简单的剧情（例如，把电话放在耳边）	
象征假扮性	用一个物品代表另一个物品（例如，把香蕉当作电话）	
	赋予物品不存在的或虚假的属性（例如，就像桌子是湿的一样去擦桌子）	
	虚构想象的物品（例如，用手做出好像在锅里搅拌的动作）	
	与洋娃娃和同伴一起进行人物／剧情的角色扮演（例如，茶会）	
其他	在任何一个游戏层次上都未显示主导地位	
	在两个或更多的游戏层次上显示主导地位	
请自由发表意见：		
关于这个孩子的游戏和同伴关系情况，你还有什么想要分享的内容或问的问题吗？		

Wolfberg, P. J. (2003). *Peer play and the autism spectrum: The art of guiding children's socialization and imagination*. Shawnee Mission, KS: Autism Asperger Publishing Company.

◆ 整合性游戏团体评估工具

游戏偏好清单

新手游戏者：
观察者：
日期：

游戏偏好	新手游戏者	列出与高手游戏者的游戏关联
游戏兴趣 孩子喜欢做什么来打发时间？（例如，可能包括强迫性的兴趣、仪式行为、癖好）		
游戏材料 什么类型的玩具或道具对孩子最有吸引力？（例如，上发条的玩具、闪亮的物品、人偶、仿真道具）		
使用游戏材料的方式 孩子喜欢怎样使用玩具或道具？（例如，旋转、过筛、装入和倒出、囤积、排列、常规性动作）		
游戏活动 孩子喜爱哪些游戏活动？（例如，身体动作性、感官探索性、建构性、社会戏剧性、艺术、音乐、游戏）		
游戏主题 孩子喜欢哪些游戏主题？（例如，熟悉的生活常规、幻想、虚构）		
与他人一起游戏 孩子喜欢和谁一起玩？（例如，没有特定的人、一个或多个特定的成人、一个或多个特定的同伴）		

Wolfberg, P. J. (2003). *Peer play and the autism spectrum: The art of guiding children's socialization and imagination.* Shawnee Mission, KS: Autism Asperger Publishing Company.

◆ 整合性游戏团体评估工具 ◆

整合性游戏团体观察

儿童姓名：　　　　　　　　　　　　　观察者：
出生日期：　　　　　　　　　　　　　日期：
IPG 地点：　　　　　　　　　　　　　开始时间：
游戏向导：　　　　　　　　　　　　　结束时间：

游戏方案：　　　　　　　　　　持续时间：

象征性层面		社会性层面		描述
无参与行为		独自游戏		
操作感觉性		旁观者		
功能性		平行接近		
象征假扮性		共同焦点		
		共同目标		
沟通的功能和方式				

游戏方案：　　　　　　　　　　持续时间：

象征性层面		社会性层面		描述
无参与行为		独自游戏		
操作感觉性		旁观者		
功能性		平行接近		
象征假扮性		共同焦点		
		共同目标		
沟通的功能和方式				

游戏方案：　　　　　　　　　　持续时间：

象征性层面		社会性层面		描述
无参与行为		独自游戏		
操作感觉性		旁观者		
功能性		平行接近		
象征假扮性		共同焦点		
		共同目标		
沟通的功能和方式				

Wolfberg, P. J. (2003). *Peer play and the autism spectrum: The art of guiding children's socialization and imagination.* Shawnee Mission, KS: Autism Asperger Publishing Company.

◆ 整合性游戏团体评估工具 ◆

个人游戏发展概况

儿童姓名：　　　　　　　　　　　游戏向导：
出生日期：　　　　　　　　　　　观察者：
IPG 地点：　　　　　　　　　　　开始/结束日期：

游戏领域	每月进步						关键的观察结果
	1	2	3	4	5	6	
社会性游戏类型							
主动怪异型							
被动型							
孤离型							
其他类型（描述）							
游戏的象征性层面							
象征假扮性							
功能性							
操作感觉性							
未参与							
游戏的社会性层面							
共同目标							
共同焦点							
平行接近							
旁观者							
独自游戏							
沟通的功能和方式							
发起和回应社交互动的频率							
高度							
中度							
低度							
发起和回应社交互动的品质							
明确的意图							
不明确的意图							
游戏的偏好和游戏的多样化程度							
游戏兴趣的范围							
高度多样化							
中度多样化							
有限且受局限							
游戏兴趣的数量							
评价：							

注：X 表示主要的特征；E 表示新出现的特征

Wolfberg, P. J. (2003). *Peer play and the autism spectrum: The art of guiding children's socialization and imagination.* Shawnee Mission, KS: Autism Asperger Publishing Company.

◆ 整合性游戏团体评估工具 ◆

IPG 月度进展记录

儿童姓名：　　　　　　　　　　游戏向导：
出生日期：　　　　　　　　　　观察者：
IPG 地点：　　　　　　　　　　开始 / 结束日期：

游戏领域	IPG 目标	每月进步						支持性文件
		1	2	3	4	5	6	
象征性层面								游戏问卷
								游戏偏好清单
								IPG 观察表格
								个人游戏发展概况
								其他文件资料
社会性层面								游戏问卷
								游戏偏好清单
								IPG 观察表格
								个人游戏发展概况
								其他文件资料
沟通和语言								游戏问卷
								游戏偏好清单
								IPG 观察表格
								个人游戏发展概况
								其他文件资料
游戏偏好和多样化程度								游戏问卷
								游戏偏好清单
								IPG 观察表格
								个人游戏发展概况
								其他文件资料
泛化								游戏问卷
								游戏偏好清单
								IPG 观察表格
								个人游戏发展概况
								其他文件资料
其他								游戏问卷
								游戏偏好清单
								IPG 观察表格
								个人游戏发展概况
								其他文件资料

注：o 表示没有变化；+ 表示明显进步；- 表示明显退步；✓ 表示达到预计的目标

Wolfberg, P. J. (2003). *Peer play and the autism spectrum: The art of guiding children's socialization and imagination*. Shawnee Mission, KS: Autism Asperger Publishing Company.

◆ 整合性游戏团体评估工具 ◆

整合性游戏团体总结报告（第 1 页，共 2 页）

儿童姓名：　　　　　　　　　　　　　游戏向导：
出生日期：　　　　　　　　　　　　　观察者：
IPG 地点：　　　　　　　　　　　　　开始 / 结束日期：

在参加整合性游戏团体之前，孩子的同伴社交和游戏需求情况。

用于解决孩子的同伴社交和游戏需求的方法。

Wolfberg, P. J. (2003). *Peer play and the autism spectrum: The art of guiding children's socialization and imagination.* Shawnee Mission, KS: Autism Asperger Publishing Company.

◆ 整合性游戏团体评估工具 ◆

◆ 整合性游戏团体评估工具 ◆

整合性游戏团体总结报告（第 2 页，共 2 页）

儿童姓名：
出生日期：
IPG 地点：

游戏向导：
观察者：
开始 / 结束日期：

孩子在游戏领域和预期目标方面取得的进展。

针对孩子日后的同伴社交和游戏需求发展提出的建议。

Wolfberg, P. J. (2003). *Peer play and the autism spectrum: The art of guiding children's socialization and imagination.* Shawnee Mission, KS: Autism Asperger Publishing Company.

◆ 整合性游戏团体评估工具 ◆

实操练习 10 ~ 11

- 实操练习 10：对普通儿童参与同伴游戏的自然观察
- 实操练习 11：练习评估

◆ 在游戏中观察儿童 ◆

实操练习 10：对普通儿童参与同伴游戏的自然观察

花一些时间观察普通儿童在自然环境中与同伴游戏的情况，如在家里、社区公园或校园里。在观察时做好描述儿童社交互动和游戏的现场笔记（请参考第七章）。

Wolfberg, P. J. (2003). *Peer play and the autism spectrum: The art of guiding children's socialization and imagination.* Shawnee Mission, KS: Autism Asperger Publishing Company.

◆ 在游戏中观察儿童 ◆

◆ 在游戏中观察儿童 ◆

实操练习 11：练习评估

根据你目前对新手游戏者的了解，练习填写个人游戏发展概况，记录下游戏领域中主要的和新出现的特征以及初步的观察结果（请参考第七章）。

新手游戏者： 观察者：

游戏领域		初步的观察结果
社会性游戏类型		
主动怪异型		
被动型		
孤离型		
其他类型（描述）		
游戏的象征性层面		
象征假扮性		
功能性		
操作感觉性		
未参与		
游戏的社会性层面		
共同目标		
共同焦点		
平行接近		
旁观者		
独自游戏		
沟通的功能和方式		
发起和回应社交互动的频率		
高度		
中度		
低度		
发起和回应社交互动的品质		
明确的意图		
不明确的意图		
游戏的偏好和游戏的多样化程度		
游戏兴趣的范围		
高度多样化		
中度多样化		
有限且受限		
游戏兴趣的数量		

注：X 表示主要的特征；E 表示新出现的特征

Wolfberg, P. J. (2003). *Peer play and the autism spectrum: The art of guiding children's socialization and imagination.* Shawnee Mission, KS: Autism Asperger Publishing Company.

第四篇

游戏中的引导式参与
整合性游戏团体干预

培养儿童是一种专业,为了珍惜时间,
我们必须知道如何去花费时间。

——让·雅克·卢梭

第八章

监控游戏发起行为

本章重点

本章介绍了整合性游戏团体模式干预中的引导式参与部分,重点强调监控游戏的发起行为的做法。着重探讨以下主题:

- ▶ 进入游戏向导的角色
- ▶ 识别游戏的发起行为
- ▶ 解读游戏的发起行为
- ▶ 回应游戏的发起行为

我在整合性游戏团体中引导儿童时的重要心得体会

……回顾过去这一年，游戏团体为我和学生带来了……

放松并成为一个好的观察者

从第一年指导整合性游戏团体的经历中，我学到的一件事是，我需要放平心态（尤其是在一开始），做一个好的观察者。不要急于介入，通过密切观察，我才能够了解到每一个学生的实际情况。这对收集准确的基线数据是很重要的。

让儿童主导

有时，我提出关于游戏方案或主题很好的想法，但孩子们却决意去玩别的东西。这当然是可以的！要准备好"本已计划好的事情"不予执行，旁观孩子们提出他们自己的想法吧！

对喜爱的活动加以重复和扩展

让儿童重复进行他们最喜欢的活动并无不妥（甚至可以对此加以鼓励）。我的一个学生学习与游戏团体一起玩"警察追捕"游戏。他们都喜欢玩这个游戏并且还会互换角色（这对我的学生来说是一个进步）。我允许他们在学校的最后3个月里玩这个游戏。起初，它只不过是普通的警察追捕游戏而已（警察追赶并抓住劫匪），后来我们在这个基础上加以扩展，并将其发展成为一个情节完整的故事。警察坐在桌子旁边吃甜甜圈（哈哈），而劫匪则从音像店店员那里偷钱（我们之前玩了一段时间有关音像店的游戏）。然后音像店店员打电话报警，随后警察就开始追赶、抓捕，最终把劫匪关进监狱。抢劫的地点可以替换成任何一个场景，但我们仍将警察追捕作为游戏的一部分，因为孩子们每次都非常喜欢表演这一情节。

使用视觉支持

我在学年即将结束时真正致力于这件事情。我为不同的角色制作了像项链一样可以戴在脖子上的名牌，每个名牌上都附有图片和文字（收银员、医生、看门人……），让儿童们按照视觉提示去转换角色。我还把游戏室里的玩具或玩具套件拍成照片，然后用魔术贴把它们贴在泡沫板上。如果学生们在环顾游戏室时因玩具太多而不知所措，这些照片会有助于他们选择自己想要玩的游戏。

另外，我有一个学生名叫兰迪，他不愿意跟别人分享娃娃屋里的任何一个洋娃娃。每次我们进入游戏室时，他都会抓住它们不放。我希望帮助他学会分享，但我对这个愿望是否能够实现也没有多大信心。我给娃娃屋里的每一个洋娃娃都拍了一张照片。然后用魔术贴把它们贴在一张过塑的纸板上，然后将其带到下一节游戏团体课中。我将照片展示给学生看，并说："我要和小宝宝玩，你想要和谁玩呢？"兰迪选了其中一张洋娃娃的照片，然后我说："那你认为邦尼会选谁呢？"他看着邦尼并选了另一张洋娃娃的照片，然后伸手从娃娃屋里拿出这张照片上对应的洋娃娃。这是关键时刻，竟然成功了！从此，兰迪开始让其他孩子和他一起玩洋娃娃（然而他老能拿到他最喜欢的洋娃娃，因为我们总让他先选）。

建立常规和仪式

我总是让孩子们以相互握手的动作来结束游戏团体,然后我让所有孩子在感觉统合设施(秋千、蹦床等)上玩 5 至 7 分钟。接下来,他们各自选一个满天星软糖,然后便各回各家去了。他们似乎很喜欢这个常规。

定期与游戏者会面

我想补充的一点是,我打算在 2001 至 2002 学年和高手游戏者经常会面来探讨如何为新手游戏者提供支持。仅年初会面一次是远远不够的。

乐在其中!

有时候,如果你加入一起游戏,可能会有助于推动进程。如果你故意表现得有点傻,孩子们就会对你有所回应。然后,你可以逐渐减少自己的戏份,慢慢淡出。这是为乏味的一天增添乐趣的一个很好的方式。

我很荣幸能在学校实施整合性游戏团体项目作为教学方案之一。它对所有的参与者都有非常多的裨益。我们不仅要方法灵活,而且最重要的是,乐在其中!

见习游戏向导塔拉·图赫尔

早前我们介绍过塔拉·图赫尔,她是一位优秀的专业人员,成功地在学校跟学生们开展了整合性游戏团体活动。前面的摘录讲述了塔拉对自己实践的深刻反思。她强调了许多引导式参与的关键要素,并提供了协助整合性游戏团体运作的经验。

在第二章中,我们介绍了应用于整合性游戏团体模式干预的引导式参与的概念。从理论角度看,引导式参与指的是儿童在拥有不同技能和身份的社交搭档提供的指导、支持下以及面对他们提出的挑战时,积极参与一个具有文化价值的活动并在其中发展技能的过程(Rogoff, 1990; Vygotsky, 1966, 1978)。在整合性游戏团体模式中,这一概念则是指孤独症儿童(新手游戏者)在一位训练有素的成人(游戏向导)的引导下跟具备社交能力的同伴/兄弟姐妹(高手游戏者)共同参与游戏的经历。

引导式参与可以转化为一个量身定制的支持系统,根据每个儿童的不同情况和独特的发展潜能,该系统给予充分的强化和回应。在实践过程中,游戏向导通过以下一系列的关键操作来协助整合性游戏团体活动的开展:

- 监控游戏的发起行为
- 鹰架游戏
- 社交沟通指导
- 游戏引导

图 8.1 是对在整合性游戏团体中引导式参与的概述,在以下各章中我将对此进行详细的讨论。

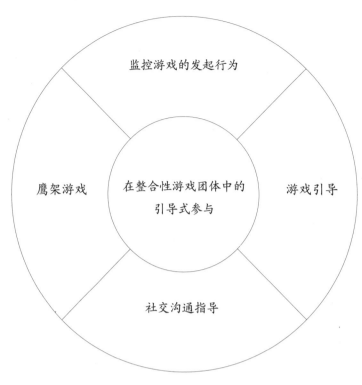

图 8.1　干预操作概述

进入游戏向导的角色

正如第三章中提到的，研究和临床经验使我们对游戏向导在实施整合性游戏团体模式的不同阶段所扮演的角色的责任与义务有了深入的了解（参见第二章中实现有效且有意义的实践所需的品质）。担任游戏向导时，牢记以下几点会有帮助。

做好扮演多重角色的准备

在协助整合性游戏团体的过程中，游戏向导要扮演各种各样的角色，包括榜样、教练、观众、解说员、和事佬、戏剧导演、演员和管家。换句话说，为了有效地帮助儿童，我们需要随时准备好扮演多重角色。

把握节奏

既不能干涉太多，也不能放任自流，游戏向导在协助游戏团体的时候需要把握好游戏的节奏。他们必须非常灵活，并且愿意跟随儿童的带领。这意味着能够放手，而不是强行按照刻板的程序进行事先安排好的活动。

为团体定调

即使没有完全把控游戏团体，游戏向导仍然可以对游戏成员之间彼此相处的方式产生有效影响。

重要的是，要以示范尊重和包容所有儿童的行为来为团体定下基调。例如，当给高手游戏者提供关于新手游戏者的建议时，务必也要让新手游戏者参与讨论。即使新手游戏者看起来无法理解，也要与其谈论。游戏团体的基本理念就是，所有的儿童都是有能力且能作出贡献的团体成员。

在游戏者之间分配注意力

为了确保每个儿童都能最大限度地融入团体中，游戏向导需要对不同的儿童予以不同程度的注意力和支持。有时可能只需要引导两个结成玩伴的儿童就可以了。在另外一些情况下，则可能需要引导整个团体才行。新手游戏者不一定总是要处于关注中心才能得到应有的帮助。在某些情况下，当游戏向导与高手游戏者互动时，新手游戏者暂时处于外围反而可能对他们更加有利。

适应角色

有些游戏向导可能一开始会对他们的角色感到尴尬和沮丧。我们能给出的最好建议是不要对自己太苛刻。游戏向导要认识到，通过在实践中的能力拓展和反思，其引导方式的使用会变得越来越熟练，同时自己也会越来越适应这一角色。

找到个人风格

每个游戏向导必须找到适合自己的有效又自然的个人风格。不给自己设限，通过多方尝试和试错，最终找到不仅对儿童最有效的，而且也最适合自己的方式。

稍停片刻

重要的是要认识到，我们都会遇到好情况和坏情况。在某些情况下，你觉得你已经走进了一条死胡同，这个时候往后退一步，深呼吸，稍停片刻，可能会有很大的帮助。你可能会惊喜地发现难题已自行解决了——你一定做了正确的事情！请记住，所有这些微小的进展都会随着时间的推移而累积起来。

乐享其中

正如塔拉所阐述的那样，在协助游戏团体时，要记住，最重要的就是要享受过程以及这段经历带来的乐趣。这是我们从许多从业人员和家庭成员那里学到的一课，他们分享了非常多的有关儿童游戏和友谊的有趣故事。

反思你的做法

为了评估干预方法的有效程度，重要的是游戏向导必须对自己的参与过程持续反思，即通过内省仔细思考自己的操作是否取得效果。游戏向导们也可以互相分享经验和提出建设性的评价。我们发现观看视频资料对于观察自己和他人的行为特别有用。为了在这个过程中为游戏向导提供支持，我们开发了两个干预工具：（1）引导参与评价；（2）自我反思日志（参见第四篇的动手活动）。

监控游戏的发起行为

格雷的故事

我的一个名叫格雷的学生在二年级就读。他的语言能力很差并且还有仿说行为。在他的第一次游戏团体课程中，他就哭了10分钟，直到我们缩短课时提前结束。但从那之后，他竟取得了平稳持续的进步。他能够模仿同伴玩动物模型了，但两位高手游戏者的热心使游戏变成了一个训练课程。当他们说"让马跳过栅栏"时，他就会去照着做，然后他们对他说"干得好！"如果我任其发展，这种情况很可能会持续整整一节课！所以，我决心要找出格雷实际上的游戏潜力，让他能够真正享受游戏的乐趣。我们找到了。他需要感官刺激，而他喜欢玩的游戏是"围着玫瑰转啊转"，而不只是玩玩具而已。所以，我就带着这三个孩子连同我自己都到蹦床上去跳（格雷很喜欢跳蹦床），我们一起在上面玩"围着玫瑰转啊转"的游戏。我们大家手拉着手，围成一个圈跳着，直到"全部都倒下"，我和两位高手游戏者一齐倒在蹦床上之后竟又被反弹了起来。你一定难以相信，当我们全都倒下时格雷都快要笑破肚子了。一开始他只是站在那里笑（这本身就很棒），但在我们教他也倒下去之后，他却因为笑得太厉害而爬不起来了。这下可把高手游戏者们乐坏了，之前他们几乎从没听他说过一字，更别说无拘无束地大笑了。我们都为此感到开心。在接下来进入游戏室的时候，格雷竟清楚地说出了"围着玫瑰转啊转"！真是太让人激动了！当然我们之后就玩了很久的"围着玫瑰转啊转"。

一年以后……

我想告诉你的是，格雷……对玩玩具表现出了更多的兴趣……今年有好几次，他在进入游戏室以后都选择了去玩玩具而不是上蹦床。这对他来说是史无前例的！我和他妈妈聊过，她说他已经开始在家里"玩"玩具了。我想这与他在上一个学年接触过玩具以及观察他的同伴们玩玩具有很大的关系。我迫切期待和他一起去玩。

见习游戏向导塔拉·图赫尔

识别游戏的发起行为

监控游戏的发起行为是干预过程中的关键部分，因为它涉及识别、解读和回应新手游戏者对社交和游戏的自发性尝试。游戏的发起行为是儿童进行社交和象征性游戏的基础，是新手和高手游戏者在相互参与的活动中找到共同点的跳板。

对游戏发起行为的监控从关注新手游戏者以哪种方式表达他们对游戏的兴趣开始。评估过程自然与这种做法相对应。识别游戏的发起行为在某种程度上可以帮助我们判断儿童的社会性游戏形式、游戏发展模式、沟通的功能和方式以及游戏偏好。

游戏的发起行为实际上包括任何能表明儿童有兴趣或想法与同伴一起游戏的行动或表现。可能针对的是物品（例如玩具和道具）、其他人（例如同伴和成人）或自己，由多种方式表达。新手游戏者可以通过第七章中提及的口语和非口语的社交沟通方式来表达自己的意图（参见表7.3）。例如，他们可以用面部表情、目光接触、肢体动作、手势、发声和言语来表明他们对某一物品或同伴的游戏感兴趣。游戏的发起行为可以是常规性的或非常规性的，可以通过明显的、不明显的或隐晦的方式来表达。即使是那些反映出异常的迷恋、痴迷、仪式感或怪异的语言行为也都能被当作游戏的发起行为。

解读游戏的发起行为

儿童的游戏发起行为总被解读为有目的性和适应性，如作为参与团体游戏的有意义的尝试。游戏的发起行为可能表明儿童试图邀请同伴进行游戏、加入同伴游戏或参与到游戏活动、主题、角色或事件之中。监控游戏的发起行为时，游戏向导会有意识地将每一次尝试解读成在游戏中为撮合新手和高手游戏者提供机会。这意味着可以寻找并利用游戏的发起行为，为更具互动性和创造性的游戏形式创造机会。

在开始游戏时，游戏向导负责向高手游戏者解释新手游戏者的行为和/或语言的意思。这些信息要以一种有建设性和灵活的方式加以揭示或解释。高手游戏者必须明白新手游戏者确实是在努力尝试进行互动和游戏，尽管其外在行为表现看上去可能是含糊不清的。同时，游戏向导必须帮助新手游戏者找到更加常规的游戏发起方式（参见第十章社交沟通提示）。以这样的方式去解读游戏的发起行为，是基于游戏团体的基本理念，即新手游戏者是有能力且可以作出贡献的成员，他们也能够追求自己的合理兴趣。

游戏的发起行为

识别—解读—回应

发现儿童对社交和游戏的自发性尝试：
- 针对物品、自己和他人
- 通过口语和非口语的方式传达信息
- 以明显、不明显或隐晦的方式表达
- 反映出异常的迷恋、痴迷、仪式感

回应游戏的发起行为

监控游戏的发起行为时,要重点关注新手游戏者发起行为的尝试。目的是在激发新手游戏者的内在动机以及遵循符合其发展程度的基础上,去予以同伴互动和游戏的机会。游戏向导必须不断地寻找活动和主题,让每一个儿童(无论是新手还是高手)都能在游戏中体验令其满意的角色。

很多时候,高手游戏者一旦了解了新手游戏者的意图,就能想出很多点子来配合新手游戏者的新奇行为和兴趣。游戏向导也需要想出能够被团体接受的有创意的主意。在大多数情况下,应该对游戏发起行为及时做出回应,正如表8.1中监控游戏发起行为的案例所示的那样。

有时,可以根据儿童的游戏发起行为提前计划活动,如以下案例摘要所述。

监控游戏的发起行为

大卫的故事

首先,我有一个名叫大卫的三年级学生。他喜欢和朋友们在一起,但又很难和朋友们聊到一起去。他总是只想聊他当时着迷的话题(上一学年是电影)。所以,在尝试了让他在整合性游戏团体中去玩不同的东西却没什么效果后(他所有的时间都在谈论电影),我不知道下一步该怎么做。我和作为现场督导的帕梅拉讨论过后,她建议搞一个"音像店"游戏。这是个很棒的想法!好家伙,它竟真的成功了。大卫很兴奋地计划玩音像店游戏。我们的第一步是收集支票盒用来当作装影片的盒子。我们给全校的工作人员发去电子邮件,然后支票盒就开始陆续被送上门来了(大卫还把他爸爸存放在家里的所有支票盒都清空了,带到学校来……),然后,游戏团体成员聚在一起开始给支票盒绘制封面。我把白纸剪成了跟盒子一样大小的尺寸,孩子们用马克笔在上面写上电影名字、画上画、写上主演名字和电影分级……他们连续花了八节课左右的时间去做前期准备工作。他们玩得很开心,大卫也感到很自豪,因为现在他可以向大家询问有关电影的所有问题了。在学年剩下的时间里,孩子们都在玩音像店游戏。他们戴上标有电影角色的名牌,还制作了租借单据让收银员填写。

9个月后……

今年夏天,在暑假的时候,大卫打来电话,他说:"嗨,你能到我家来,从我的音像店里挑选一部影片吗?"我想,这表示他当时玩得很开心,他也很想念"音像店"游戏……想念那段与其他孩子进行社会性游戏的经历……

见习游戏向导塔拉·图赫尔

表 8.1　整合性游戏团体中监控游戏发起行为的案例

识别游戏的发起行为	解读游戏的发起行为	回应游戏的发起行为
【案例摘要】：特蕾莎 特蕾莎站在苏珂（高手游戏者）身边，摸着娃娃屋。她面对着娃娃屋，说："在娃娃屋里玩吧，在娃娃屋里玩吧。"她瞥了苏珂一眼，然后问道："在娃娃屋里玩吧，苏珂？"	特蕾莎想要和苏珂玩娃娃屋。	让苏珂弄清楚特蕾莎在问她什么。让她知道特蕾莎正在邀请她去玩娃娃屋。 帮助特蕾莎更有效地表达她的想法。提醒特蕾莎在邀请朋友玩的时候要站得近一点并且眼睛要看着他们（参见第十章）。
同伴们正在玩超市游戏，特蕾莎走上前，把脸避开她的同伴，重复说着某连锁超市广告中的一句话："快捷支付，快捷支付，快捷支付，快捷支付。（用手指在空中写着）快捷支付，你听见了吗？快捷支付。"	特蕾莎想和同伴玩超市游戏，可能有以下两种不同的想法： 1. 她想扮演购物者的角色，这样她可以在收银台前排队。 2. 她想扮演收银员的角色，这样她可以为其他购物者结账。	让其他游戏者弄清楚特蕾莎所说的"快捷支付"是什么意思。让他们明白她想和他们一起玩超市游戏。 让其他游戏者弄明白特蕾莎想要扮演的角色，以及她在扮演这个角色时应该做什么。 帮助特蕾莎更有效地表达她的想法。引导特蕾莎去问："我可以和你们一起玩吗？"（参见第十章）。
【案例摘要】：弗雷迪 弗雷迪看着三个同伴轮流躲在玩具冰箱里……过了一会儿，弗雷迪悄悄地挤进冰箱，把门关上。与此同时，其他人都去玩别的东西了。几分钟后，弗雷迪把头探出冰箱门。	弗雷迪想和他的同伴们玩捉迷藏。	询问游戏者他们是否知道弗雷迪在哪里。让他们知道，弗雷迪正在躲起来并且希望他们能去找他。 帮助游戏者想出其他不同的捉迷藏玩法（例如藏在大箱子里）。 帮助弗雷迪更有效地表达他的想法（例如教弗雷迪说："来找我吧！"）。
在被拍摄的时候，弗雷迪模仿着摄影师的样子。弗雷迪走到玩具架前拿出玩具照相机。他坐在穿衣镜前。他把相机放在面前，按下按钮，好像是在给自己拍照。接着，他看着相机镜头里的自己，整理了一下头发，微笑着又拍了一张照片。	弗雷迪想以两种不同的方式玩玩具相机： 1. 他想通过拍照来扮演摄影师/摄像师的角色。 2. 他想要拍摄他自己的照片。	告诉其他游戏者观察弗雷迪正在做什么。问他们是否能猜出他想玩什么。建议他们轮流给对方拍照。教游戏者们说"笑一个"和"说茄子"。 帮助游戏者们想出扮演摄影师/摄像师的点子（例如假装拍电影）。 帮助弗雷迪更有效地表达他的想法（例如教弗雷迪给他的同伴们拍照，或把照相机交给他的同伴）。

表 8.1　整合性游戏团体中监控游戏发起行为的案例（续表）

识别游戏的发起行为	解读游戏的发起行为	回应游戏的发起行为
【案例摘要】：杰瑞德 杰瑞德看着米莎、卡洛斯和迪娜（高手游戏者）在地板上打滚，互相挠痒痒，并且大喊大笑。杰瑞德微笑着，跳跃着，拍着手，扇动着手臂，转着圈并且跳来跳去。当他跑向这群人并和他们一起在地板上打滚的时候，他更加兴奋了。这时，米莎和迪娜起身离开并坐到长凳子上去了。杰瑞德紧随其后并侧着身子靠近他们，捂着耳朵笑着，并左右摇头。	杰瑞德想要加入同伴的打滚游戏中。	让其他游戏者观察杰瑞德在做什么。问他们是否能猜出他想玩什么。让他们知道他想和他们一起玩打滚和挠痒痒的游戏。 提议进行一些能提供类似体验的感觉统合游戏（例如像假装做墨西哥卷饼那样用毯子把彼此卷起来）。 帮助杰瑞德更有效地表达他的想法（例如教杰瑞德给他的同伴挠痒痒）。
当卡洛斯、罗尼（高手游戏者）和弗雷迪（新手游戏者）在玩超市游戏时，杰瑞德拿过购物车并将其推到超市旁边。然后他抓起超市里的电话，微笑着拿到他的耳边。	同伴们在玩超市游戏的时候，杰瑞德也想加入他们。他想让一个同伴和他用电话交谈。	让其他游戏者观察杰瑞德。让他们知道他正在等待他们中的一个人接他的电话并和他交谈。 帮助游戏者想想杰瑞德可以在超市游戏中扮演什么角色（例如在收银员旁边接电话）。 帮助杰瑞德更有效地表达他的想法（例如教杰瑞德去按电话上的按钮，让电话铃响起来）。

本章总结

作为从理论到实践操作的桥梁，本章介绍了整合性游戏团体模式的干预方法（引导式参与）。游戏向导必须采取灵活且自然的引导风格，高度准确地回应儿童的兴趣、能力和需要。监控游戏的发起行为是干预过程中特别关键的一部分。其操作包括识别、解读和回应新手游戏者对社交和游戏的自发性尝试。只有以游戏的发起行为为基础，我们和孩子们才能发现更多具有互动性且适合儿童发展程度的游戏。接下来在第九章中我们将把焦点转移到鹰架游戏的操作上。

第九章

鹰架游戏

本章重点

本章强调鹰架游戏的实践操作。着重探讨以下主题：

▶ 最大限度的支持：指导和示范

▶ 中等程度的支持：言语和视觉提示

▶ 最小限度的支持：待命状态

有趣的时刻

蜘蛛侠的口音

我还在为伦敦郊区的一所幼儿园提供咨询服务的时候，被请去协助一个由 4 岁儿童组成的游戏团体。在玩过家家的游戏时，高手游戏者（一个女孩和一个男孩）扮演的是妈妈和保姆的角色。与此同时，我需要协助杰克（一位孤独症男孩），提示他如何扮演爸爸的角色。首先我问他："爸爸都会做什么事情？"他回答说："爸爸开汽车。"然后他就准备离开游戏区域了。接着我建议他假装开车回家去，然后再宣布自己回家了，说："妈妈、保姆，我回来了。"

杰克回到游戏区域并满怀热情地重复了我说过的话。这让"保姆"突然爆发出一阵颇具感染力的笑声，还迅速传到了其他孩子那里。这是我退出的信号，以免破坏了他们此时此刻的氛围。

后来我才知道他们为什么笑，杰克非常准确地模仿了我的美国口音，让他们想起了曾经在电视上看过的《蜘蛛侠》动画片。

（Wolfberg, 2000, p. 14）

鹰架游戏的实践操作在整合性游戏团体中是有效指导儿童的核心。根据定义，鹰架是指提供可调整的临时支持结构。在整合性游戏团体中，鹰架是指在儿童发起游戏的基础上，系统地调整帮助力度，使提供的帮助符合或略微超过儿童能够独立参与同伴游戏的程度，即在儿童的"最近发展区"之内。鹰架的目的是避免支持不足导致游戏不能持续，或介入太多破坏了当时的氛围。关键是要找到微妙的平衡，让游戏以名副其实的方式加以展开，同时维持儿童参与其中的状态。这意味着我们必须知道应该在什么时候介入，应该在什么时候退出，以及重点是在什么时候应该保持安静。

根据游戏者的兴趣、能力和需要，游戏向导要相应地调整支持的方式和力度。在开展游戏团体的早期阶段，不熟悉游戏或在此之前没有什么游戏经验的儿童可能需要成人提供更高程度的帮助。随着游戏者之间相互熟悉及其游戏能力不断地提高，成人可以逐渐减少对儿童的支持。相反，对于那些非常熟悉游戏且经验丰富的儿童，从一开始可能就只需要成人较低程度的支持。也有一些儿童天然地喜欢和同伴一起玩，因此只需要成人给予最低程度的支持。还有一些儿童的需求是多变的，需要依靠游戏向导根据情况迅速灵活地介入或退出以便随时为他们提供相应的支持。

为了说明鹰架游戏的实践操作过程，我们将支持系统划分为三个层次（参见表 9.1 基于该支持系统的鹰架游戏概述）。每个层次都包括不同强度和支持方式的策略。

- 最大限度的支持：指导和示范
- 中等程度的支持：言语和视觉提示
- 最小限度的支持：待命状态

这里要指出的是，这三个层次并不相互排斥，它们只不过是以一种层级化的方式运作或遵循预定的规则。相反，鹰架游戏的实践操作是一个动态的过程，完全依赖于成人在某一特定时间点上对儿童做出反应的能力。在一些情况下，在整堂游戏课程中，甚至多堂游戏课程中提供程度最大、中等或最小的支持都可能是合适的。而在其他情况下，只在单独一堂游戏课程中，提供三个层次相互交替的支持可能更加合适。

表 9.1　鹰架游戏概述

强度	支持的方式	游戏向导的角色	策略
最大限度的支持	指导和示范	舞台导演	·布置游戏材料 ·明确游戏中的角色分工和任务 ·将新手和高手游戏者组成搭档 ·编写动作和对话的脚本 ·添加仪式和情节
中等程度的支持	言语和视觉提示	教练	·提出建议 ·提出引导性问题 ·对游戏作出评价 ·重构游戏事件
最小限度的支持	待命状态	安全堡垒	·待在团体的外围 ·根据需要随时准备介入

最大限度的支持：指导和示范（舞台导演）

在进行鹰架游戏的实践操作中有时需要为儿童提供最大程度的支持。游戏向导的作用类似于舞台导演，要指导刚开始学习角色扮演的演员。游戏向导要亲自介入，通过指导和示范向儿童展示怎样在一起游戏。这些策略可能采取不同的形式，并结合肢体、口语、非口语和视觉上的支持。

布置游戏材料

与准备舞台布景相似，游戏向导必须确保摆放好道具，以便儿童能够顺利参与游戏活动。在某些情况下，需要提前布置，将玩具和道具摆放得显而易见和引人注目。例如，在儿童戏水桌上摆放海绵、挤压瓶、婴儿洋娃娃、浴巾等道具，能让孩子一眼就能看到并且吸引他们的注意。摆放游戏材料可以作为向游戏者介绍新活动或主题的一种方式。放一顶厨师帽、围裙、纸垫和铅笔、菜单和仿真食物，可以作为以餐厅为主题的游戏活动的提示。在许多情况下，游戏向导需要布置符合当时情景的游戏材料，例如，给游戏者递上餐具让他们可以假装用餐（参见第五章中的主题游戏的材料套件示例）。

明确游戏中的角色分工和任务

另一种提供最大程度支持的方式是帮助游戏者明确其在特定游戏中应该做什么或扮演什么角色。在某些情况下，要具体到指导或给儿童示范在游戏活动中应如何扮演角色，例如，向新手展示在儿童戏水桌上将水倒在婴儿洋娃娃身上。也可以用视觉符号（如戏水游戏的照片或线条画）来强化儿童要做的事。游戏向导可以将这个动作与一个词或短语（如"给小宝宝洗澡"）相关联从而帮助孩子认识到自己所做的事，甚至可以通过分配一个假扮的角色来详细解说（如"爸爸给小宝宝洗澡"）。

指导和示范也可以用来帮助游戏者明确他们在一个更复杂的游戏活动或主题中所扮演的角色，例如，让游戏者选择扮演餐厅游戏中厨师、服务员或顾客的角色。通过视觉支持，游戏者可以清楚地识别自己所扮演的角色（参见图9.1）。将表明特定角色的名牌或图形标签粘在装扮的服装上或用绳子挂在脖子上。

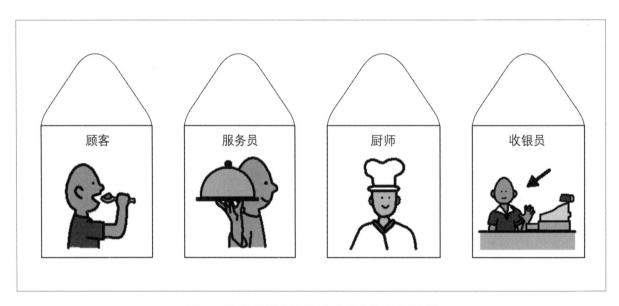

图9.1 使用视觉支持识别游戏中的角色示例

The Picture Communication Symbols © 1981–2003, used with permission from Mayer–Johnson Inc., P.O. Box 1579, Solana Beach, CA 92075. 800/588-4548 (phone), 858/550-0449 (fax) and www.mayer-johnson.com.

将新手和高手游戏者组成搭档

在经验丰富和缺乏经验的游戏者之间建立搭档关系也是一种为游戏者提供最大程度支持的方式。尽管高手通常是新手游戏者的榜样，但新手和高手游戏者之间最好结成一种互助的伙伴关系。新手和高手游戏者可以根据共同的兴趣并围绕游戏偏好这一联系组成搭档。搭档关系也可以在特定的活动或主题情景下自然形成，这些活动或主题通常需要一个以上的游戏者来承担部分任务或扮演相应的角色。例如，玩捉迷藏的游戏至少需要两个人，玩餐馆游戏时有两个顾客一起吃饭也很正常。

编写动作和对话的脚本

编写动作和对话的脚本是提供高度支持的另一种方式。就像舞台表演一样，游戏者可能需要有人指导他们如何去表演自己的角色或完成自己的任务。因此，为完成一项游戏活动，游戏向导可以指导儿童并示范做什么和说什么。

可以为完成一套简单的游戏流程编写动作和／或对话的脚本。例如，成人可以示范和／或手把手地引导儿童使用海绵去吸水，然后再将水挤在戏水桌上坐着的婴儿洋娃娃身上。同时可以加上简单的对话，如"洗，洗，洗……给宝宝洗一洗"。

也可以为一场精心设计的主题式游戏编写动作和对话的脚本，如玩餐厅游戏。例如，游戏向导可以向游戏者展示他们要做什么、说什么，来引导他们完成不同部分的任务（例如：告诉服务员要走到桌前说"请您点菜"；通过指着图片和／或询问想点的食物，向顾客展示如何使用菜单点菜）。

添加仪式和情节

还有一种提供最大程度支持的方式是指导并示范儿童如何在游戏活动中添加仪式和情节。这可以吸引并维持孩子对游戏的注意力。游戏向导可以使用一种可预测且有趣的方式，即重复表现游戏情节并做出夸张或生动形象的面部表情、手势和发出这样的声音。其目的是为了让游戏者模仿并将这些行为添加到游戏情节中。当游戏的情节被反复表现出来的时候，游戏者便会在游戏中预知事件的进程，并发现游戏的节奏。为了让游戏活动持续进行，仪式和情节可能会有所变化。

例如，对于年幼的儿童来说，成人可能会反复将洋娃娃浸入水中再从水中拿出来，同时大叫"哎呀！"在重复了几次以后，成人可以忍住不说"哎呀"，这时孩子们很可能会加入他们自己的说法，并接着之前的剧情让游戏情节继续进行下去。

也可以在社会戏剧游戏的脚本中自然地插入仪式和情节，例如游戏向导可以引导儿童一人分饰多角。

中等程度的支持：言语和视觉提示（教练）

随着儿童参与程度的提高，对成人支持的需要也会变得越来越少。因此，游戏向导的角色就要从导演转变为教练。成人基本上会走开或退出游戏团体，而是在团体外围提供言语和／或视觉上的提示。其重点是引导儿童彼此关注，而不是依赖成人的指导和提示去推进游戏的剧情。

游戏向导可以通过多种多样的方式使用言语提示（言语包括口语或手势）和／或视觉提示（图片包括照片、线条画和／或海报及提示卡上的文字）来支持游戏者。由于并不是所有的新手游戏者都会对言语和视觉提示做出同样的反应，因此需要根据每个儿童的具体情况调整相应的策略。例如，有些新手游戏者需要的言语提示是将非常简单的口语和手势配合使用，而另一些新手游戏者则需要使用视觉提示去加强言语提示，还有一些新手游戏者也可能会从视觉提示中受益，而不是从言语提示中。

以下是可用于支持新手和高手游戏者的言语提示的例子，其中许多可以与视觉提示搭配使用或转化为视觉提示。我们将在第十章中提供社交沟通中视觉提示的案例。

提出建议

提示游戏者的一个相当直接的方法是提供一些可以促进社交互动和游戏的建议。建议通常以问题的形式呈现。对于一些新手游戏者来说，用一种更直接以及不那么模棱两可的方式提出建议可能更合适一些（记住，它只是一个建议，而不是一个指令）。

在下面的例子中，新手游戏者在游戏区域中的某一处推着一辆购物车想要发起游戏，与此同时，高手游戏者则在游戏区的另一个地方搭起收银台并将食品摆放在货架上。这时，站在团体外围的游戏向导可能就要对新手和高手游戏者进行评论并给他们提供一些建议：

看起来莎莉（新手游戏者）已经准备好要去爱丽丝（高手游戏者）的商店购物了。

> 给高手游戏者的建议：
> 爱丽丝，为什么不邀请莎莉来你的店里购物呢？
> 也许你可以给她示范一下应该怎样在你的商店购物。
> 你为什么不和莎莉一起去购物呢？
> 也许你和莎莉可以一起推购物车。
> 你们为什么不轮流把日杂用品放进购物车里去呢？

> 给新手游戏者的建议：
> 莎莉，你想要去购物吗？
> 看着商店里的爱丽丝和麦克斯。
> 推着你的购物车进商店去。
> 和爱丽丝一起把食物放进你的购物车里去。
> 把你的日杂用品交给收银员麦克斯。

提出引导性问题

另一种言语提示的方法是给游戏者提出问题，来引导他们自主思考下一步应该做什么和说什么。接着上面玩超市游戏的例子，游戏向导可以提出以下的引导性问题：

> 你们看到莎莉在做什么了吗？
> 你们觉得她现在想玩什么？
> 你们都扮演了什么角色？
> 谁当收银员、顾客、装袋员？
> 莎莉，你想扮演哪个角色？
> 爱丽丝、麦克斯……你们觉得莎莉想扮演哪个角色？
> 你们能想出在店里一起购物的方法吗？

对游戏作出评价

还有一种提示游戏者的方法是对游戏进行评价。这样做的目的是提出与情景相关的评论，以便孩子们的注意力始终在游戏活动上。在下面的例子中，一群孩子正在玩假装购物的游戏。一个新手游戏者（扮演顾客）在其他人没有注意到的情况下推着她的购物车离开超市。在这个时候，游戏向导可以向孩子们作出以下一则或几则评论：

顾客准备离开商店。

顾客要离开商店，但忘了付钱。

收银员在等着顾客到收银台来付钱。

装袋员准备好将日杂用品装袋。

重构游戏情节

还有一种言语提示是重构游戏情节。这实质上是对游戏评价的延伸。成人通过延伸和变化主题来为游戏的剧情增加新的元素。这有助于保持儿童对游戏的新奇感和注意力。接着上面的例子，游戏向导可以抛出以下话语来重新引导儿童，并对购物游戏的主题加以扩展。

顾客准备离开商店，一定是到了应该关门的时候。

也许顾客想回家去给他/她的家人做顿饭。

他/她的家人在哪里？谁是妈妈、爸爸、姐姐、弟弟？

顾客要离开商店，但忘了付钱。

赶快，打电话报警。

顾客逃跑了，而且正和怪物史瑞克一起躲在沼泽里。

赶快派童话故事里的那些家伙们去找他们吧。

最小限度的支持：待命状态（安全堡垒）

当儿童完全投入到游戏活动中时，成人的支持就可以降到最低的程度。游戏向导这时退到团体的外围，保持"待命状态"以便根据需要随时准备介入。

游戏向导的角色从导演或教练转变为"安全堡垒"，这时，他们是让儿童在情绪状态上感到可以依靠的人、他们可以时不时地向其寻求帮助的人。

当儿童完全沉浸在游戏中以至忽略了成人的存在时，这就表明此时他们只需要最小限度的支持。但是，游戏向导仍须待在近距离范围之内以便随时为儿童提供必要的保障和帮助。

成人最初会对退出支持感到不安，这是很常见的（特别是在课时还很长的情况下）。成人产生焦虑的一个原因是他们认为这样会让自己在某种程度上失去对团体的控制，这意味着游戏者会变得无法无天。对此，我们的建议是不妨先试试。允许自己在还有一丝不舒服的时候就走出来，并且等到你已经跨过这个坎儿之后再回来。在这个时候，也许真正意义上的游戏就出现了。如果我们迫不及待地过早介入，就会错失这样的时刻。

在表 9.2 中，我们提供了一个鹰架游戏的实例，看看安德鲁（一位正在接受培训的游戏向导）是怎样在整合性游戏团体中提供支持的。

表 9.2 整合性游戏团体中的鹰架游戏案例

游戏剧情梗概	鹰架的层次
亚历克斯（新手游戏者）、杰伊和丽兹（高手游戏者）以《身体部位歌》（亚历克斯最喜欢的活动）开始了本次课程。然后，杰伊非常坚决地提议玩"寄居蟹"的游戏，并迫不及待地让自己趴在地板上，示范"爬行"动作。其他人一开始还有点犹豫不决……因此我提出了一些建议。	
我把可折叠的布房子放进了游戏区……	最大限度的支持：指导和示范
我说：这可以当作你的"螃蟹壳"。于是杰伊邀请亚历克斯进房子，亚历克斯竟爬了进去！	中等程度的支持：言语/视觉提示
但是丽兹仍然站着观看，所以我给了她一袋塑料球……	最大限度的支持：指导和示范
我说："也许房子里的螃蟹需要一些食物。"丽兹马上就赞同了这个建议，并说她需要一辆送货车。	中等程度的支持：言语/视觉提示
我给了她一辆方形的塑料滑板车/独轮推车，她便开始开着它到了房子那里。杰伊和丽兹在那里滚来滚去，但亚历克斯似乎需要一点协助才能参与进去。我让他们看着我，然后我拿了一些球向"房子"走去。我（假装）用球当作食物跟亚历克斯轮流相互喂食，他们俩都很专注地看着。	最大限度的支持：指导和示范
然后我（立刻）走了出来。杰伊继续跟亚历克斯一来一往地喂食。丽兹随后开着她的车到了"汽车餐厅的窗口"订餐（螃蟹主题的游戏现在已经演变成了汽车餐厅的游戏）。	最小限度的支持：待命状态
为了增添道具，我便把塑料收银机拿了过去。	最大限度的支持：指导和示范
丽兹和杰伊开始了一项"交易"，但丽兹在中间停了下来并说："等等，我们必须让亚历克斯加入进来！"（丽兹很快就显示出自己是个高手。）虽然他们也不太清楚接下来应该怎样做才能让他加入进去，但亚历克斯在房子/餐厅里一再地从他的有声图书上取下相应的图卡（其中包括食物）递给杰伊。	最小限度的支持：待命状态

（摘自正在接受培训的游戏向导安德鲁的现场记录）

本章总结

本章重点讨论了鹰架游戏的操作方法,即系统地调整支持的力度,使提供的支持符合或略微超过孩子能独立和同伴游戏的水平,也就是在孩子的"最近发展区"之内,以此培养孩子的游戏发起行为。为了说明鹰架游戏的操作过程,我们将支持系统划分为三个层次。每个层次包括了不同强度和支持方式的策略,分别是最大限度的支持:指导和示范;中等程度的支持:言语和视觉提示;最小限度的支持:待命状态。接下来我们将进入第十章,在这一章中主要介绍社交沟通指导的相关实践操作。

第十章

社交沟通指导

本章重点

本章强调社交沟通指导的实践操作。着重探讨以下主题：

► 社交沟通提示

► 选择相关的提示

► 量身定制视觉提示卡和海报

► 引入社交沟通提示

► 强化社交沟通提示

游戏邀请

米莎（高手游戏者）走到杰瑞德（新手游戏者）身边并且弯下腰面对着他。她把自己的脸靠近他的脸，用一种亲和的方式对他说话，就像一个成人跟小孩子讲话的方式那样。虽然我听不到米莎的声音，但她似乎是在向杰瑞德发出游戏邀请。杰瑞德动了动他的嘴，我觉得他应该是在重复着她说的话。她向杰瑞德伸出了她的手。杰瑞德顺从地站起来并拉住了米莎的手。他们手拉着手，一起穿过游戏区域向超市走去。当杰瑞德经过我身边的时候，他抬起头来，脸上流露出一抹发自内心的微笑，这样的笑容出现在他那张常常毫无表情的脸上是极其罕见的。他不由自主地喊道："玩去了！"他的笑脸洋溢着喜悦之情。（Wolfberg, 1999, p.96）

社交沟通指导是引导式参与的另一种基本操作方法。其重点是支持新手和高手游戏者采用口语和非口语策略去引起彼此的注意并在游戏中维持互动，这些策略对于新手和高手游戏者来说都是差不多的，可以促进和培养他们去尝试：

- 发起和同伴的游戏（包括坚持邀请不情愿加入的同伴）
- 回应同伴关于游戏的社交提议
- 参与或加入同伴现有的游戏活动中
- 在游戏中维持和扩展与同伴的互惠性交往

一方面，高手游戏者是在学习如何识别、解读和回应新手游戏者的细微或不明显的社交沟通尝试；另一方面，新手游戏者也在学习如何通过更常规的方式发起游戏和做出回应以便让沟通更加有效。

社交沟通提示

在给予社会沟通指导时，游戏向导采用口语和非口语策略支持游戏者。这些策略以社交沟通提示（social-communication cues）的形式呈现。社交沟通提示重在提示游戏者可以做什么和可以说什么来邀请同伴加入游戏和加入同伴的游戏。此外，社交沟通提示还侧重于通过表达赞赏或关爱（如微笑、拥抱、拍手、击掌）来加强彼此的关系。

社交沟通提示可以有效地引导儿童建立共同注意从而让他们开始互动。社交沟通提示也可用于帮助儿童维持互动。这样做的目的是让儿童自然而然地将这些策略融入他们的游戏技能库中，使他们不再依赖成人给予的言语或视觉提示。

表10.1列出了在整合性游戏团体中可以用来支持新手和高手游戏者的不同类型的社交沟通提示。需要注意的是，这并不是一张展示每个游戏者可以做什么或说什么的完整清单。可以根据儿童的不同情况调整社交沟通提示。

表10.1 社交沟通提示示例

可以做什么	可以说什么
看/观察 站近一点 退后 轻轻拍肩膀 牵手 指向 触摸 捡起（玩具） 拿取（玩具） 给予（玩具） 展示（玩具） 跟随 重复/模仿 带领 等一下 轮流 假装	（玩伴的名字） 我们来玩吧 我可以（和你）一起玩吗？ 你想要玩什么？ 你想和（玩伴的名字）一起玩吗？ 你在玩什么/干什么/做什么？ 你怎么玩？ 该轮到谁了？ 可以轮到我了吗？ 轮到你了；轮到我了 看/观察（我/玩伴） 跟着（我/玩伴） 做我/玩伴正在做的事 让我们假装……

选择相关的提示

对于某个新手或高手游戏者，什么是最紧要的？据此做出观察和分析之后，才能决定选择哪一个社交沟通提示。一些年龄稍大和发展程度较好的儿童可能有能力一下子就学会好几个或一系列相关的提示。而那些年龄较小和障碍程度较严重的儿童则可能需要集中精力，他们一次只能学习一个或很少几个相关的提示。在某些情况下，新手和高手游戏者会学习相同的社交沟通提示（或同一提示的某一部分）。而在其他情况下，新手和高手游戏者则需要专注于完全不同的提示。最后，儿童有效地学习相关的社交沟通提示所需的指导类型和频次也会有所不同。

量身定制视觉提示卡和海报

可以通过多种方式为新手和高手游戏者量身定制社交沟通提示。正如我们前面所讲述的鹰架游戏，社交沟通提示也可以采取言语提示(言语，包括口语和/或手语)和/或视觉提示(图片，包括照片、线条画和/或文字）的形式。可以量身定制视觉提示卡和海报这类视觉支持工具以及根据需要做出调整（如图10.1、图10.2、图10.3、图10.4）。在许多情况下，结合儿童教育或治疗计划中的视觉图标来调整游戏材料才是最有意义的。

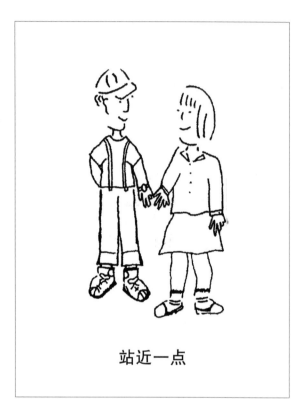

Illustrated by Olga Norman (1992) and used by permission.

图 10.1　量身定制的社交沟通提示卡示例

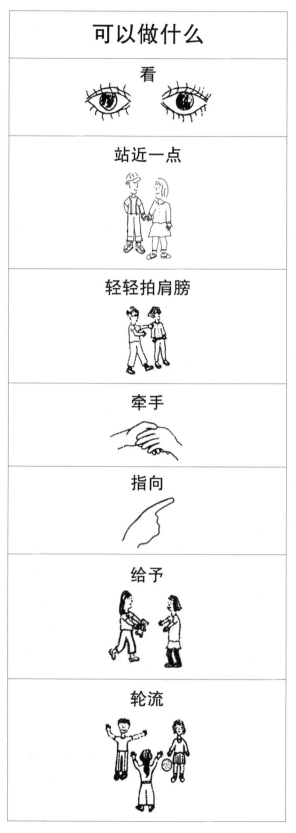

Illustrated by Olga Norman (1992) and used by permission.

图 10.2　量身定制的社交沟通提示海报示例
（可以做什么）

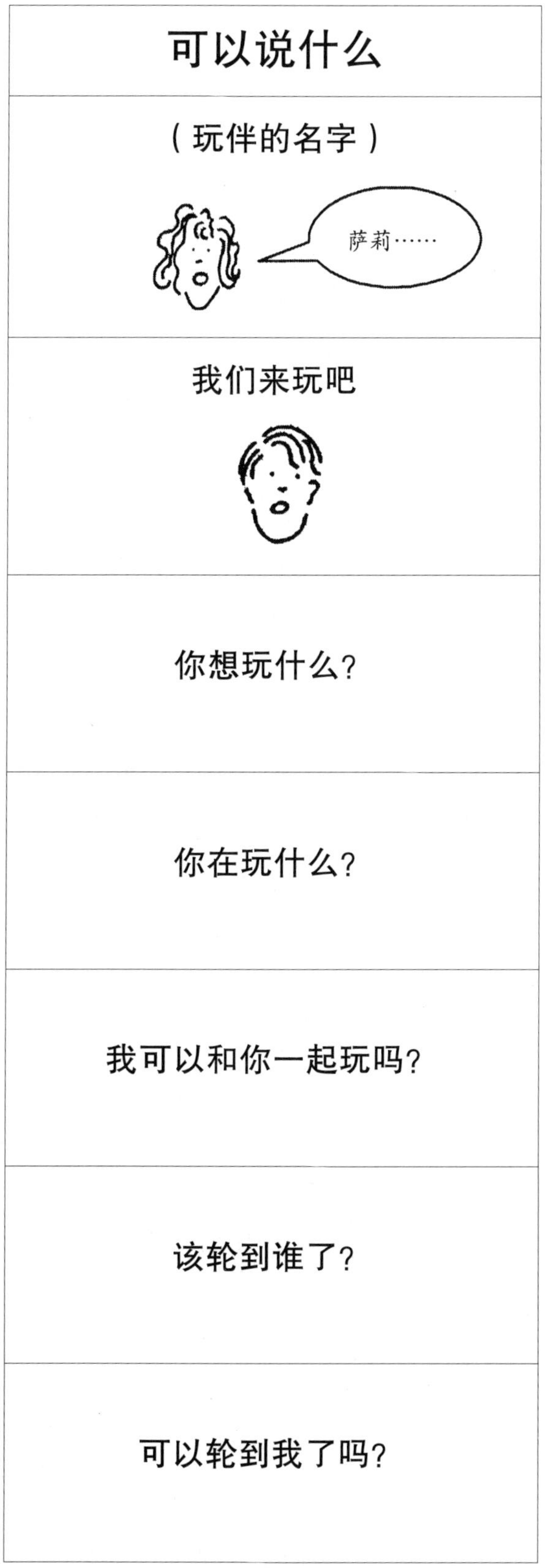

可以说什么
（玩伴的名字） 萨莉……
我们来玩吧
你想玩什么？
你在玩什么？
我可以和你一起玩吗？
该轮到谁了？
可以轮到我了吗？

Illustrated by Olga Norman (1992) and used by permission.

图 10.3　量身定制的社交沟通提示海报示例（可以说什么）

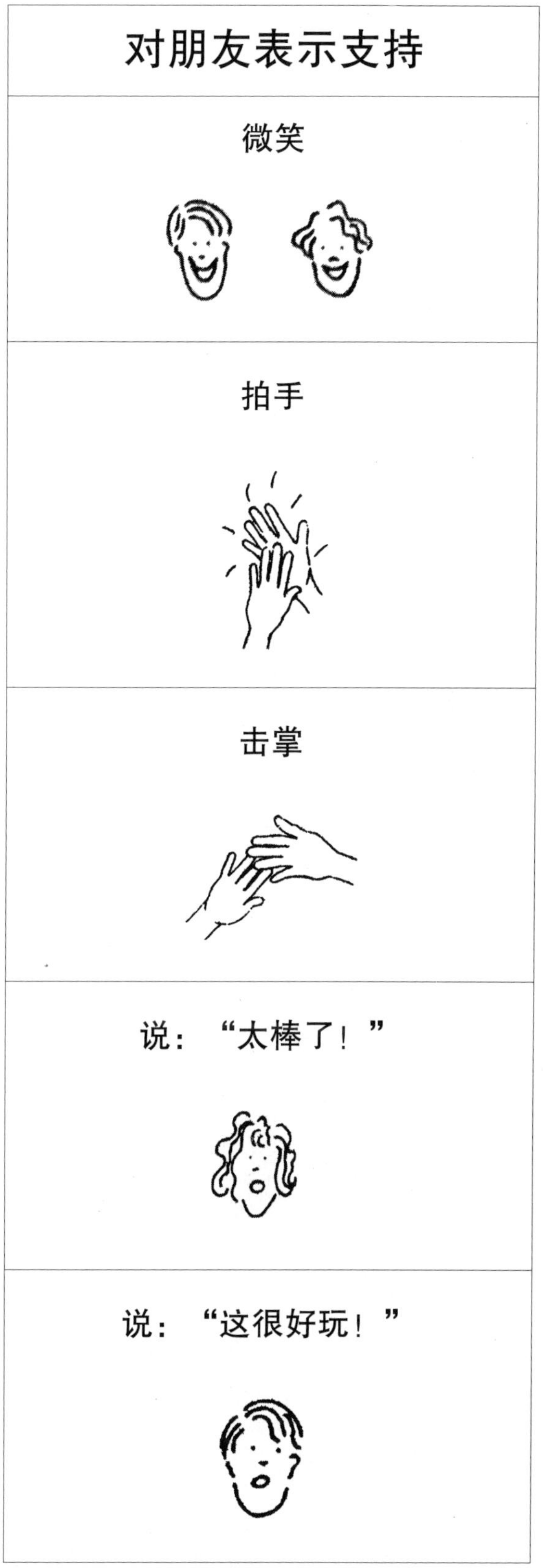

对朋友表示支持
微笑
拍手
击掌
说："太棒了！"
说："这很好玩！"

Illustrated by Olga Norman (1992) and used by permission.

图 10.4　量身定制的社交沟通提示海报示例（对朋友表示支持）

引入社交沟通提示

选择了相关提示并根据需要量身定制之后,接下来就要将该策略介绍给游戏者。社交沟通提示通常以符合自然的和逻辑的顺序或以一系列的步骤加以展现。引入社交沟通提示的合适时机是在游戏课程刚开始时的开场仪式上。根据游戏者年龄和能力的不同,可以采用不同的方式引入提示。

向孤独症谱系障碍儿童和青少年介绍社交沟通策略的一个方式是通过视频示范。卡尔萨和默多克(Khalsa & Murdock, 2003)录制了《加入进来!教导社交技能的课程》(*Joining In! A Program for Teaching Social Skills*)。这套三集的视频教材主要是为了教导儿童适当的社交行为,如倾听、回应、理解个人空间距离以及提问题。视频教材提供了直接的指导,并展示了儿童在提供反馈的情况下怎样参与这些行为。

向年龄较小或障碍程度较严重的儿童介绍该策略的一个方式是,以直截了当、引人入胜的方式给他们示范简单的提示(例如,互相演示或用洋娃娃/布偶进行角色扮演)。例如,如果当叫一个新手游戏者的名字时他/她没有做出回应,那么可以向高手和新手游戏者引入一些能够引起适当反应的提示,如"拍拍肩膀"(以得到朋友的注意),"看"(去回应你的朋友)。游戏向导也可以在引入策略的同时,通过视觉提示卡(参见图10.1)来表示这些动作。下面是游戏向导如何将基本社交沟通提示介绍给儿童的一个案例。

引入社交沟通提示的案例

有时候,当你想和朋友玩时,你叫他们的名字,但他们却没有听见,也没有回头看你,这是因为他们不知道你想要和他们一起玩。

你能不能想一个不同的方法来引起他们的注意呢?

比如,就像图里的那样,去拍拍朋友的肩膀。

让我们找一个伙伴去试一试。拍拍朋友的肩膀。(可能有必要细致地对如何恰当地拍肩膀进行指导,因为许多新手游戏者都存在感觉方面的问题。)

当你拍朋友的肩膀时,怎么知道他/她注意到你了?换句话说,他/她做了什么回应你?

没错,就像图里一样,他/她会"看"向你。

找小伙伴去试一试。拍拍朋友的肩膀,现在,朋友拍你的肩膀时,转头看他/她。

太棒了!现在你已经引起朋友的注意了,可以邀请他/她和你一起玩,你们可以一起玩。

让我们在游戏团体中试一试。

对于年龄更大且发展程度更好的儿童可以用更复杂的方式向他们引入社交沟通提示。下面的案例中展示了一种方法,即对沟通的作用展开一场正式讨论。

关于沟通的讨论示例

沟通是什么意思？

人们是如何彼此沟通的？

人们的沟通只是靠说话吗？还是有其他的沟通方式？

让我们想一想其他的沟通方式。

手语、文字、图片、面部表情、身体姿势（转向某人和背对某人）、距离（站得离某人近或远）和目光接触（看着某人或不看某人）都是沟通的方式。

有多少人的情况下才能进行沟通？

沟通至少需要两个人，一个发出信息的传达者和一个接收信息并做出回应的接收者。

什么叫善于沟通？如何才能做一个"善于沟通的人"？

传达者和接收者都要能够理解对方。

一些人有沟通困难的问题，比如，他们可能难以传达明确的信息，就像他们在使用"密码"进行沟通，所以你必须得弄清楚他们的意思。

有时人们很难接收他人发出的信息并做出回应，所以你必须尝试不同的沟通方式以便让他们能够更了解你。

就像游戏室里的海报展示的那样，在游戏团体中你可以做不同的事情、说不同的话来跟你的朋友更好地沟通。让我们一起来尝试一下这些方法吧。

强化社交沟通提示

一旦游戏者熟悉了特定的社交沟通提示，就可以在游戏课程中进行练习了。这样做的目的是在自然情境中强化提示。一般来说，游戏向导会在指着海报和提示卡的同时，给予温和的言语提示和/或视觉提示。在儿童把这些策略纳入他们的游戏技能库中后，可根据需要在接下来的游戏课程中引入和练习新的社交沟通提示。

表10.2提供了一些在整合性游戏团体中以不同方式的社交沟通提示来支持新手和高手游戏者的示例。

本章总结

本章重点讨论了社交沟通指导的具体操作方法，其中包括支持游戏者采用所选的口语和非口语策略引起对方的注意并在游戏中维持共同的参与。这些策略对于新手和高手游戏者来说都是差不多的，都以社交沟通提示的形式呈现。社交沟通提示重在提示游戏者可以做什么和可以说什么来邀请同伴加入游戏和加入同伴的游戏。可以通过视觉支持对相关的提示进行引入和强化。接下来我们进入第十一章，重点讨论游戏引导的技巧。

表10.2 社交沟通提示的不同方式示例

	可以做什么	可以说什么
发起和同伴的游戏	拍肩膀	我们一起玩吧。
	展示（洋娃娃） 给予（洋娃娃）	你想要玩洋娃娃吗？
	站近一点 看着（玩伴） 指向（游戏）	（玩伴的名字）， 你在做什么？ 我们一起玩（游戏）吧。
回应同伴对游戏的社交提议	牵（玩伴的）手 跟随（玩伴的带领）	给我看看/告诉我你想玩什么。
	看着（玩伴） 站近一点	（玩伴的名字）， 你正在做什么？
	捡起（玩伴抚摸的毯子） 展示（抖动毯子）	你想玩毯子吗？
参与/加入同伴现有的游戏活动	站近一点（玩伴在推的购物车） 捡起（日用杂品）	我可以和你一起去购物吗？
	看着（玩伴在玩弹珠） 站近一点 等待（游戏中的停顿）	那看起来很酷！ 可以轮到我了吗？
维持/扩展在游戏中跟同伴的互动	看着（玩伴） 模仿（玩伴）	看着我。 跟我学。
	轮流（玩游戏）	该轮到谁了？ 轮到你了。/轮到我了。
	轮流（捉迷藏）	藏起来。 数到10。 好了没有，我要来找你啦。
	在玩伴旁边假装做饭 铲动锅里的东西 递给勺子	你在做什么？ 我在做汤？ 尝尝看。 嗯，嗯，好香啊。

第十一章

游戏引导

本章重点

本章重点介绍游戏引导。着重探讨以下主题:

- ▶ 导向
- ▶ 镜像模仿
- ▶ 平行游戏
- ▶ 共同焦点
- ▶ 共同行动
- ▶ 角色重演
- ▶ 角色扮演

有趣的时刻

地震救援

在北加州发生地震后不久，整合性游戏团体中的五名小学生将这一事件作为主题进行扮演游戏。他们使用硬纸板做的积木，互相合作搭建了一座积木塔，然后将其推倒，并大喊道"地震了"。"救援人员"紧急赶到现场，把"受灾群众"挖出来，并且重新建塔。剧中最精彩的部分是"护理人员"在废墟中照顾塞西莉亚（一位新手游戏者）时，她竟从衣服下面掏出一个婴儿洋娃娃，假装是在生孩子。

流行歌星

在一个游戏团体中，5 岁大的新手游戏者兰迪假装成流行歌星宝拉·阿巴杜。他戴着一顶流苏假发，穿着一件超大号的蓝色丝质浴袍。他和同伴们一起玩过家家，他的同伴们假装成他的妈妈、爸爸、姐姐和弟弟。当他的"妈妈"把一个杯子放在他面前的时候，兰迪（又名宝拉）抱怨她拿错了晚餐喝的牛奶。他便跺着脚走到玩具厨房，并从橱柜里取出了一个婴儿奶瓶，然后拿到桌子上假装喝了起来。不一会儿，他竟宣称："我马上要去参加一个派对，去跳一晚上的舞。"

（Wolfberg, 2000, p.14）

游戏引导也是一种引导或参与，指的是一系列促进儿童掌握在"最近发展区"内游戏的技巧（Vygotsky, 1978；参见第二章）。即使新手游戏者在同伴游戏中的参与度很低，运用游戏引导也可以让他们获得充分的同伴游戏体验。在与能力更强的同伴一起参与复杂的游戏活动时，游戏引导的使用可以让新手游戏者练习使用刚习得的游戏技能并运用得恰到好处。而游戏引导的关键在于了解儿童的游戏技能在连续的发展阶段中究竟处于什么位置（即儿童现有的和即将具有的能力），以便为儿童创造出发展的机会。

这些被人们认为是专业诀窍的游戏引导技巧在很大程度上是一种常识性的方法。这些技巧可以针对儿童个人量身定制并应用于各种社交游戏情境中。表 11.1 总结了这些技巧。

导向

导向是一种游戏引导策略，通常是针对那些不会自发对同伴产生社会性关注的新手游戏者。这其中的一些儿童可能正处于还不能忍受跟同伴接近的发展阶段。还有一些儿童虽然能够待在同伴的身边自得其乐，但对其他儿童及其活动显得毫无意识或没有兴趣。而另一些儿童在同伴身边则会显得犹豫不决或小心翼翼，当有其他儿童在场时，他们会紧紧依靠成人。在所有这些情况下，第一步是引导新手游戏者关注或参与到其他儿童的社交及游戏活动中。

引导儿童关注同伴的最简单、最符合逻辑的方法之一是保证同伴做的事会引起新手游戏者的兴

表 11.1　游戏引导技巧概览

游戏引导类型	策略
导向	· 允许新手在指出同伴及其活动的同时,靠近成人 · 给同伴们提供激励性的材料和活动来吸引新手去关注他们
镜像模仿	· 用完全相同的材料激发相互模仿的行为 · 让儿童参与模仿活动或开展"模仿猫"的竞赛游戏
平行游戏	· 引导新手和高手在同一空间一起游戏 · 在同一游戏空间中放置相似的材料 · 摆放适合儿童进行平行游戏的材料和活动(例如儿童戏水台)
共同焦点	· 引导新手和高手关注同一游戏活动的不同部分(例如娃娃屋) · 引导新手和高手展示和分享材料
共同行动	· 引导新手和高手轮流使用相同的材料或轮流玩同一个游戏并协调行动 · 摆放适合儿童进行轮流行动的材料(如火车套件)或组织这样的活动 · 使用可以表示轮流的标志(例如传递帽子、箭头)
角色重演	· 在高手的支持下,引导新手在复杂的游戏主题/剧情中展现现实生活中的活动 · 提供与活动相符的真实道具
角色扮演	· 指导新手和高手在共同构建的游戏主题/剧情中扮演想象中的角色 · 基于主题内容布置一系列道具

趣。这可能包括给同伴一些特别吸引新手游戏者的物品或游戏材料。例如,如果一个儿童对闪闪发光的物件很着迷,则可让他/她的同伴玩那些闪光的玩具,或是给他们衣服上贴上闪闪发光的贴纸,甚至给他们手上或脸上贴上闪闪发光的贴纸。如果一个孩子对火车旅行很着迷,可以给游戏者提供各种相关的道具,让他们假装坐火车去旅行。

对于倾向于关注成人而非同伴的新手游戏者,可以充分利用作为依恋对象的这个成人,实现关注对象由这个成人向同伴的转变。在这种情况下,游戏向导要逐渐让新手游戏者融入团体,同时引导他们去关注其他的游戏者。起初,成人可以鼓励儿童紧抓着自己的手并紧紧地跟在自己身边。较年幼的儿童可能会在成人的腿上坐上一段时间。另一些儿童可能会和成人手拉手。还有一些儿童可能会与成人保持很近的距离。在这种情况下,游戏向导要向儿童指出同伴是谁和他们正在做什么来吸引儿童的注意,引导儿童去关注同伴。游戏向导可以重复同伴的名字,同时使用表现热情和鼓励的面部表情、语调和手势来评论他们的游戏活动。随着新手游戏者感到越来越舒适并开始注意到其他游戏者和他们的活动,成人就可以逐渐退出了。

镜像模仿

创造相互模仿和镜像的机会是刺激新手游戏者在游戏中与同伴建立共享式注意的有力方式。普通儿童会很自然地被那些看上去跟他们相同并且在行为上与他们相似的同伴所吸引，并对其作出反应。尽管许多孤独症谱系儿童在其发展过程中可能也具有类似的吸引力，但他们可能没有内在的动机或机制推动以这种方式与同伴建立社交联系。游戏向导可以通过多种方式释放他们的这种潜力。

提供完全相同的材料是一种可以引起新手游戏者自发模仿同伴行为的方法。基于某些玩具和道具的功能，准备两份同样的玩具和道具就变得顺理成章。例如，两部电话可以自然地刺激儿童之间的互惠性互动，让他们能够在游戏中进行假装或真实的对话。电话也可以用在其他方面，不仅仅是为了促进自发的模仿行为。在一个游戏团体中，一个高手游戏者假装给一个新手游戏者打电话，然后再以一种"嬉闹"的方式拿电话轻轻敲了一下自己的头。这立即吸引了新手游戏者的注意，接着他/她拿另一部同样的电话，去模仿高手游戏者所做的动作。

如果提供的完全相同的材料本身就对新手游戏者具有高度的激励作用，那么新手游戏者的自发模仿行为和镜像行为就更有可能被激发出来。例如，若新手游戏者对蜘蛛侠情有独钟，那么就可以在游戏中加入至少两套蜘蛛侠动作造型的人偶玩具和装扮服装。完全相同的装扮服装常常会激发自发的模仿行为和镜像行为。有一次，我观察到一个在幼儿园环境中展开活动的游戏团体，三个高手游戏者各自将一模一样的白色钱包挂在肩上，并步调一致地从地板上大模大样地走过。不一会儿，一名新手游戏者就拿起了第四个同样的白色钱包，将其挂在肩上，加入了他们的行列，而且没有遗漏其中任何一个步骤。

可以引导新手游戏者模仿或镜像同伴的行为，帮助他们学会对同伴的行为保持积极回应。可以借助许多方法实现这一点，并且使新手和高手游戏者都能够乐在其中。游戏向导可建议或介绍一些流行的"模仿猫"游戏，如"西蒙说"或"学样"。其中一项活动是让孩子们两两一组，双方面对面地站着，需要准确模仿对方的动作、手势和表情（就像《帕蒂·杜克秀》中的开场白一样，那些上了一定年纪的人都应该能回想得起这个节目）。有时，需要指导高手游戏者镜像模仿新手游戏者的行为，否则高手游戏者可能会注意力不集中和心不在焉。而这往往也会引起新手游戏者的好奇心，甚至还会促使他们打破自己的常规，去关注高手游戏者。

平行游戏

为儿童创造条件让他们在同一空间内以平行的方式独自游戏是另一种游戏引导的策略，这种策略适用于处于某些特定阶段的新手游戏者。特别是那些越来越能忍受同伴靠近，但还没有准备好与同伴进行直接接触的新手游戏者。支持儿童进行平行游戏有许多重要的意义，它们有助于推动儿童参与更多互动形式的游戏。

通过平行游戏可以找到能够自然地吸引儿童彼此靠近并一起玩的方法。最合乎情理的是通过布置游戏环境将新手和高手游戏者吸引到能够相互靠近的空间去游戏，这是我们经常想到的方法。在许多情况下，这仅仅需要在同一物理空间内摆放对新手和高手游戏者都有很大激励作用的游戏材料和设置这样的游戏活动。

为激发儿童的社交意识和对对方游戏的兴趣，最好将相似、相同或相关的玩具和道具放在同一空间内。这些玩具和道具应在明确划分的空间内合理地摆放好。桌面、铺有小地毯的区域以及大桶都可以达到这种目的。

以这种方式摆放的不同的游戏物品自然而然地适合进行平行游戏。涉及感官探索（例如玩水和玩沙）、建构（积木和乐高）、美术和手工（黏土和橡皮泥、画画、串珠）的动手类游戏都是很好的例子。也可以直接购买用于平行游戏的商品。例如，玩水和玩沙时用的桌子、玩乐高和积木时用的桌子、多功能艺术画架等都是为了满足多人共同游戏而设计的。最后，有些较大型的道具需要儿童投入更多的体力来探索，利用这类道具组织活动也可以诱发平行游戏。例如，在同一空间内摆放几个大箱子，无疑会吸引儿童一起来探索。

共同焦点

另一个游戏引导策略是为新手和高手游戏者创造机会，让他们在游戏中建立一个共同焦点。这种策略适用于那些已经开始对同伴及其活动产生积极兴趣，但还不能打破在同伴身边独自游戏这一现状的新手游戏者。其目的是引导新手和高手游戏者继续在同一空间使用同一道具的不同部分或在共同的游戏活动中分头进行游戏。在这个过程中，可以鼓励儿童非正式地交换和轮流使用与游戏有关的材料。

一些类型的游戏材料和活动特别有助于在游戏中建立共同焦点。娃娃屋就是一个很好的例子，因为每个孩子都可以在不同的房间里玩不同的道具。微型车库也是这一类型的玩具，它可能会吸引那些对操作齿轮等物件感兴趣的孩子。弹珠迷宫也有同样的吸引力，因为孩子们在游戏时可以把弹珠扔进同一个迷宫的不同洞孔中。像木琴这样的乐器也可以吸引孩子们一起敲击不同的琴键。一张能同时容纳数名游戏者游戏的工具台对于处于不同游戏程度的（无论是操作性游戏、功能性游戏还是假扮游戏）任何孩子来说都是个很好的选择。

对于更大型的游戏材料，儿童可能会乐于探索一个带有不同的开口、内部空间和活动功能的结构体，例如，在市面上可以买到的连接立方体和管子的弹出式娱乐结构，也可以干脆将几个大箱子组合起来模拟一个带有多个房间的游戏屋，或者将其当作几节连接在一起的火车车厢。

除此之外，还可以让儿童在某个单一的游戏活动中建立共同焦点，但这种游戏活动并不像前面例子中所定义的那么明确、具体。例如，一个新手游戏者和一个高手游戏者可能会专注于同一个洋娃娃的不同部分，在一个儿童给洋娃娃编辫子的时候，另一个儿童可以给这个洋娃娃穿袜子。如果给他们一个大的冰箱包装箱和各种颜料以及马克笔，他们很可能会被吸引以不同的方式去探索箱子并彼此互动；有些孩子可能会钻进箱子里去玩，而另一些孩子则可能会在箱子的表面涂涂画画。

共同行动

许多新手游戏者已经发展到了在游戏中会寻求支持来与同伴建立共同行动的阶段。这种游戏引导策略特别适用于那些主动表现出想和同伴一起游戏，但在协调游戏活动方面仍然有困难的儿童。对于许多年幼的、障碍程度较大的儿童，使用这一策略的目的是引导他们参与一些涉及共同行动的短暂的互惠性游戏互动。对于能力较强的儿童，则应着重引导他们参与到涉及共同行动且互动更为频繁、广泛的互惠性游戏中。

有各种各样的方法可以增加共同行动的机会。其中的一种是引入能引发共同行动的日常活动。许多儿童都喜欢玩"躲猫猫"和"捉迷藏"一类的游戏。毯子和大箱子特别适合用来玩类似主题的互惠性游戏。例如，儿童可以轮流躲在大箱子里，然后像"玩偶盒子"里藏着的弹簧人一样突然跳出来。很多感觉统合游戏也能引发共同行动。我们最喜欢的一个游戏是"墨西哥卷饼人"。在游戏中，让儿童轮流躺在放在地上的毯子或一张大的弹力布上。接下来，再加入"假想的"馅料（例如米饭、豆子、辣酱），然后把毯子里面的孩子像卷饼一样卷起来。类似这样的游戏还有"汉堡包人"（把大枕头当作圆面包）和"曲奇面团人"（用塑料纸或纸板做成管子当作擀面杖）。

另一种引发共同行动的方法是利用高度激励性的道具和材料让这类游戏自然而然地发生。火车模型就很适合达到这个目的，新手和高手游戏者需要协调行动去放置轨道、隧道和桥梁，然后让火车沿着轨道运行。如果有两列火车和两个游戏者，那他们需要协调两人之间的行动避免相互碰撞（或许他们会有意让火车相撞，这种情况在实际的游戏中经常发生）。如果只有一列火车但却有两个或两个以上的游戏者，那么孩子们需要轮流去沿着轨道开这列火车。在这种情况下，其他游戏者可以通过参与游戏活动的其他部分，如在恰当的时候敲响铃铛或举起铁路道口的指示标志，来协调他们与火车司机之间的行动。

建构性游戏也非常有助于促进共同行动游戏。可以鼓励新手和高手游戏者将不同的建筑结构组合到一起，或者从一开始就合作建造一个建筑物。为了把不同的建筑结构组合在一起，游戏向导可以建议游戏者使用积木搭建一座桥，让其连通两座不同的建筑。而搭建一个单独的建筑结构则需要更多的合作，因为儿童需要轮流为建筑"添砖加瓦"。

在游戏中建立共同行动的另一种常见方法是引导儿童有意识地轮流。可以使用口头、视觉和肢体提示或"轮流标志物"提醒轮流进行游戏。其目的是引入一些有趣的、容易使游戏者遵循并能够由他们自己去执行的仪式。拜尔和加默尔措夫特（Beyer & Gammeltoft, 1999）想到的一种有趣的方法是让一个孩子把帽子递给另一个孩子，接到帽子的孩子就是活动中或游戏中轮到的人。另一种方法是举起一幅图片或一个标志物让游戏者知道应该轮到谁了。例如，在玩游戏的时候，可以使用一个箭头标志指向下一个轮到的游戏者。

角色重演

角色重演是另一种适用于新手游戏者的游戏引导技巧。这种策略指的是引导儿童使用真实的道具进行常规活动，与同伴展现现实生活中的活动。虽然它几乎适用于任何新手游戏者且不论其发展程度，但这种策略对功能性游戏发展良好并处于刚刚开始进入假扮游戏阶段的儿童特别有吸引力。

角色重演旨在引导新手游戏者依照他们的兴趣和能力水平参与到那些由经验更加丰富的游戏者所策划的游戏主题之中。游戏主题通常围绕儿童在日常生活中熟悉的常规或事件（例如，购物、生日派对、吃饭）展开。在不同的主题情境中，新手游戏者可使用仿真的道具，以自己、同伴和/或洋娃娃为对象进行简单的剧情表演重现角色。例如，推着婴儿车里的洋娃娃去表演爸爸的角色，搅动放在炉子上的锅去扮演餐厅里的厨师，或者穿上装扮服装去表演迪士尼里的角色。

任何儿童都有能力进行角色重演，而无须假装做某事或扮演成某个人。即使是特别喜欢仪式性物品游戏的儿童，也可以在一个复杂的游戏主题中胜任一部分的角色重演任务。例如，一个特别喜欢有规律地敲击物品的孩子，可以在搭建积木这一大型游戏主题中表演建筑工人的角色。在这种案例中，可以给这个孩子一顶建筑工人戴的安全帽和一个塑料锤子，当其他游戏者在建造一座积木塔的时候，让他/她使用锤子去敲打积木。

角色扮演

角色扮演是指引导新手和高手游戏者在共同构建的游戏主题中扮演假想的角色。这种策略类似于角色重演，但却属于更高的层次。它针对那些有理解能力和参与假扮游戏能力的儿童，但他们需要支持来与同伴更好地整合和协调游戏剧情。

角色扮演的侧重点在于引导新手游戏者与高手游戏者充分参与到复杂的游戏剧情中，强调引导新手和高手游戏者建立一套共享的假扮准则。这套准则指导游戏者相互配合地表演动作、建构叙述、参与对话和使用道具，从而实现各自扮演的角色步调一致。

当儿童在共同创作和表演假扮游戏的剧情时，他们基本上已沉浸在其中了。对于新手游戏者来说，一些故事情节更易于理解。熟悉的剧情，包括鲜明的人物个性以及具有明确开头、中间和结尾部分的简单情节，这些可以顺理成章地成为支持新手游戏者角色扮演的切入点。假装在餐馆里吃饭就是一个简单明了的剧情，每一个儿童都可以表演厨师、服务员和顾客中的任一角色。

随着新手游戏者经验的增加，他们可能会越来越多地参与创作，促使故事不断演变，构成更加复杂的游戏剧情。这类剧情对于新手游戏者来说往往太复杂而跟不上节奏，因为故事的发展偏离了最初的主题。不断演变的故事中通常包括了那些具有内在生命力和逻辑意义的多重角色、次要情节和不着边际的成分。例如，剧情最初可能是在一家餐馆吃饭，然后演变成怪兽入侵并把大家都带到外太空。当其他人都已经进行到乘坐太空船起飞时，新手游戏者可能仍然还在假装厨师。

当游戏剧情由不断发展的故事推进时，高手游戏者往往比成人更懂得如何向新手游戏者解释从这一刻到下一刻究竟发生了什么事情。因此，游戏向导必须根据实际需要，通过提问、评论和重构游戏剧情来重新引导儿童之间的互动（参见第九章）。例如，游戏向导可以提及不是每个人都登上了飞船，所以怪兽们要回去找厨师，这样他/她就能在外太空为大家准备餐食，这就是重构游戏剧情。

有时，游戏向导可能还要教导游戏者去"定格"并重演故事剧情中的某个特别场景，以便能让新手游戏者跟上剧情发展的节奏且更充分地参与其中。

还有一些时候，新手游戏者创作了自己的次要情节，但需要支持才能够将其整合到一个更大的游戏主题之中。例如，孩子假装在外太空中迷了路，并离开了其他游戏者齐聚的太空飞船。在这种情况下，允许孩子发挥并完善他/她的想象力很重要，但仍需要他/她使用故事中的元素与同伴保持联系。例如，成人可以建议一位同伴抛出一条假想的救生索或派遣一艘救援飞船将迷路的太空旅行者带回到飞船上。

值得注意的是，一些新手游戏者（尤其是有阿斯伯格综合征的儿童）喜欢主导假扮游戏剧情的发展方向，并试图望文生义地再现那些曾出现在书本或视频中的熟悉场景。如果处理得当，这能让所有参与者都得到非常积极的游戏体验。然而，要做到这一点，则需要确立一个所有参与者都理解并接受的前提：每个孩子都有公平的机会担任导演，不能总是由某一个孩子执导；此外，导演享有改编或修改剧情的自主权，他/她不必遵循任何既定的故事套路。可以使用视觉工具来表示某一时间段谁在担任导演，例如，可以给孩子一个话筒或场记板，以及给他/她戴上电影导演专用的帽子。

有一个特别好的例子，一位非常有才华的言语语言治疗师带领一组年龄较大的儿童进行比较复杂的角色扮演活动，其中有一个9岁的阿斯伯格综合征男孩。对这个新手游戏者的干预重点在于帮助他和同伴建立共同目标，以及促进其灵活性、创造性和想象力的发展。参加活动的孩子们都对电视表现出共同的兴趣。首先他们要拟订一个计划，用大的冰箱包装箱制作一台电视机。他们需要在计划中列出他们每个人担任的角色以及将要进行的绘图、剪切和装饰箱子等一系列步骤。接下来孩

高手游戏者的商业广告

摆脱姐妹（Rid-a-Sis）

厌倦了被你的姐妹霸占浴室？或是被她拉到默文百货的鞋类半价特卖专场？我们能为你提供一个解决之道。Rid-a-sis 可以帮助你。

我们将会用一位服从你每道指令的兄弟换掉你的姐妹，他甚至还会把零花钱给你。

请拨打 1-800-Rid-a-sis（来自 Rid-a-parents 的制造商）。

或在 www.Rid-a-sis.com 上联系我们。

> **新手游戏者的商业广告**
>
> **三层夹心奥利奥饼干**
>
> 你是否厌倦了两层夹心的奥利奥饼干？现在你可以得到三层夹心奥利奥饼干。
>
> 它们既香甜又有营养。
>
> 你可以拨打 1-800-Triplestuf oreo
>
> 或访问 www.Triplestuf oreo.com 获得三层夹心奥利奥饼干。
>
> 你是否已经厌倦了只有两层夹心的饼干呢？请到各大商店购买三层夹心奥利奥饼干吧。

子们将进行一项不设限的开放式活动，即编写电视广告词。最后，孩子们进行游戏，轮流进入箱子放映节目展示他们创作的商业广告。以下是高手和新手游戏者的作品示例。

本章总结

本章重点介绍了游戏引导的实践操作。该操作方法包括了各种经验技巧以促进儿童在其"最近发展区"内的游戏能力。即使新手游戏者参与程度很低，也能让他们完全沉浸在同伴游戏的体验之中。当他们与能力更强的同伴们一起进行复杂的游戏活动时，游戏引导的使用还能让他们练习使用刚习得的游戏技能并运用得恰到好处。游戏引导技术可以根据每个儿童的具体情况量身定制，并应用于各种社交游戏情境中。在下一章中，我们将介绍一些整合性游戏团体中的儿童案例来说明如何将引导式参与的操作方法结合在一起使用。

第十二章
儿童游戏实例

本章重点

本章重点举例示范了如何运用引导式参与的各种操作方法支持整合性游戏团体中的儿童。本章将介绍三个不同年龄和能力的儿童的情况：

- ▶ 卢娜的游戏案例
- ▶ 麦克斯的游戏案例
- ▶ 保罗的游戏案例

卢娜的游戏案例

卢娜是一个 4 岁的女孩，3 岁时被诊断有孤独症，她同时在融合幼儿园和家庭干预项目中接受特殊教育支持服务。她表现出孤离型的社会性游戏形式。在社交场合，她倾向于忽略或回避同伴。当同伴在周围聚集游戏时，她通常会徘徊在同伴群体的边缘。

卢娜对水特别着迷。她喜欢花时间在浴缸里用容器把水倒进倒出。她还会在水槽边玩很长时间，用水冲自己的手指和物品。卢娜不会说话，但已经能够使用图画来表达需求并提出简单的要求。

卢娜与她幼儿园里的两位高手游戏者一起在家中参加整合性游戏团体。游戏团体每周 2 次在客厅里布置的游戏区会面，每次 60 分钟。天气晴朗的时候，他们经常会在户外进行团体活动。由卢娜的母亲和家庭治疗师轮流担任游戏向导。

干预的重点是最大限度地促进卢娜在以下领域的发展：强调功能性地使用物品进行游戏的表征性游戏；强调与同伴建立平行游戏的社会性游戏；强调通过更有效地发起和回应建立共同注意的社交沟通能力；扩展和丰富她的游戏兴趣范围。

表 12.1　卢娜的干预方案

游戏情节	监控游戏的发起行为	鹰架游戏	社交沟通指导	游戏引导
以仪式性的问候和歌曲开始课程。卢娜的妈妈说："今天是个晴天，我们到外面去玩吧。"她带孩子们来到露台，有一张戏水桌摆在显眼的位置。水中漂浮着几个洋娃娃、海绵、塑料瓶和各种大小的容器。	识别游戏的发起行为	最大限度的支持：指导和示范		导向
妈妈指着戏水桌问道："你们想玩什么呢？"梅兰妮和凯蒂（高手游戏者）立即走向戏水桌，开始探索这些材料。卢娜则回到了屋里的厨房水槽边。	识别游戏的发起行为	中等程度的支持：言语和视觉提示		导向
妈妈说："看起来每个人都想玩水啊。""梅兰妮和凯蒂，我想卢娜可能想加入你们。还记得我们可以做什么来让朋友加入我们吧，说'卢娜，看水槽里的水'。"梅兰妮和凯蒂便齐声重复了这句话，但卢娜却没有做出回应。	解读和回应游戏的发起行为	中等程度的支持：言语和视觉提示	强化提示：可以说什么——"看"	导向

游戏情节	监控游戏的发起行为	鹰架游戏	社交沟通指导	游戏引导
妈妈使用图片提示"牵手",同时示范去牵卢娜的手,把她带到戏水桌前,说:"去看水吧。" 凯蒂紧随其后,拉着卢娜的手,带领她走到戏水桌前。梅兰妮一边喊道"看",一边将水从一个容器里面倒出来。	解读和回应游戏的发起行为	最大限度的支持:指导和示范	强化提示: 可以做什么——"牵手" 可以说什么——"看"	导向
卢娜立即被吸引到戏水桌前,从梅兰妮手中抓过容器,开始往她的手指上浇水。	识别游戏的发起行为	最小限度的支持:待命状态		
妈妈说:"这是卢娜在告诉你她喜欢和你一起玩水。也许你可以去拿另一个容器,把水倒在洋娃娃的头上,给它洗洗头发。"	解读和回应游戏的发起行为	中等程度的支持:言语和视觉提示		平行游戏/共同焦点
梅兰妮和凯蒂都拿起了洋娃娃,假装给它们洗头。卢娜看了看并伸手摸了摸凯蒂的洋娃娃。	识别游戏的发起行为	最小限度的支持:待命状态		
妈妈递给卢娜一个洋娃娃,说:"这是你的洋娃娃。你也想给这个洋娃娃洗头吗?"	解读和回应游戏的发起行为	最大限度的支持:指导和示范		平行游戏/共同焦点
卢娜拿起洋娃娃,把它的头先浸入水中,并且重复了几次这个动作。	识别游戏的发起行为	最小限度的支持:待命状态		
妈妈说:"看,卢娜的洋娃娃正在潜水呢。你们也让洋娃娃像这样潜水吧。"	解读和回应游戏的发起行为	中等程度的支持:言语和视觉提示		镜像模仿
凯蒂和梅兰妮模仿卢娜的动作。卢娜也注意到了,开始咯咯地笑,这引发了她们之间的共鸣。三个女孩都把她们的洋娃娃浸入水中,当把洋娃娃从水中取出时,她们都齐声咯咯地笑了。 凯蒂扩展了情节,说她的宝宝饿了。她假装用奶瓶喂洋娃娃。 梅兰妮也去模仿凯蒂,用第二个奶瓶去喂她的洋娃娃。不一会儿,卢娜就拿起了第三个奶瓶,并把它放在她的洋娃娃的嘴边。		最小限度的支持:待命状态		

麦克斯的游戏案例

麦克斯是一个 7 岁的男孩，4 岁时被诊断有孤独症，他在一所公立小学的特教日间班上学。他表现出被动型的社会性游戏形式。麦克斯很少主动与同伴玩耍。在社交场合，他往往倾向于保持独处的状态，但也开始对同伴表现出兴趣。在自由游戏时，他会在其他孩子身边观察和玩耍，尤其是其他儿童在进行那少数几项让他感兴趣的活动时。

麦克斯自发游戏的兴趣范围十分有限。他对包装食品和罐头食品情有独钟。他喜欢阅读包装上的标签，并把它们排成一排，按照颜色和大小进行分类。他经常重复观看电视广告并盯着上面的商品图片看。麦克斯的自发沟通主要包括即时和延迟仿说，在仿说中他会不断重复字词和短语。

麦克斯与班上的另一位新手游戏者和三年级普通教育班的三位高手游戏者一起加入了整合性游戏团体。由他的老师担任游戏向导。团体每周聚会 2 次，都在下午时间，每次 30 分钟。

干预的重点是扩展麦克斯在以下领域的发展：使用真实的道具以熟悉的日常活动为主题，重演简单的剧情，进行表征性游戏（例如功能性游戏）；通过与同伴建立共同焦点进行社会性游戏；通过提升自发的发起行为的频率（使用更有效的口语和非口语方式），提高社交沟通能力；扩展和丰富他的游戏兴趣范围。

表 12.2　麦克斯的干预方案

游戏情节	监控游戏的发起行为	鹰架游戏	社交沟通指导	游戏引导
以仪式性的问候和对上一节课的回顾开始课程。老师让孩子们想一下他们想一起玩什么。麦克斯直接走向超市游戏区域，开始在货架上排列罐头，并大声读出每个包装上的标签。瑞奇和尤特（高手游戏者）也被吸引走到超市去，并且站在收银台的后面。丽莎和尼娜（新手和高手游戏者）则说她们想玩洋娃娃。	识别游戏的发起行为	中等程度的支持：指导和示范		
老师建议丽莎和尼娜带着她们的洋娃娃去购物，与此同时，麦克斯、尤特和瑞奇在超市里一起工作。老师使用图片提示说："麦克斯和瑞奇，你们为什么不轮流给货架上货呢，别忘了假装在每件商品上面加盖价格标签。"	解读和回应游戏的发起行为	中等程度的支持：言语和视觉提示	强化提示：可以做什么——"轮流"	共同行动/角色重演

游戏情节	监控游戏的发起行为	鹰架游戏	社交沟通指导	游戏引导
男孩们一起把罐头、箱子和玩具食品排列在架子上。瑞奇用塑料管假装在一些商品上加盖标签。"好的,可可泡芙95美分,金宝汤75美分,意大利面25美分。"		最小限度的支持:待命状态		共同行动/角色重演
老师指着一张印有相应提示的海报,让麦克斯去看看瑞奇在做什么。		中等程度的支持:言语和视觉提示	强化提示:可以做什么——"看"	
麦克斯去看了。瑞奇接着递给他一个塑料管,并向他展示如何在其余的商品上"盖章"。麦克斯拿起塑料管,模仿瑞奇的动作去盖了几个新商品,并说道:"早餐麦圈25美分,速食奶酪米饭25美分,油炸玉米饼25美分……"		最小限度的支持:待命状态		共同行动/角色重演
与此同时,丽莎和尼娜开始将杂货物品装入购物车中。尤特让麦克斯在她替顾客收银的时候负责装袋。麦克斯跟着尤特,站在收银机旁边。尤特递给麦克斯一个纸袋,并告诉他如何把它打开。麦克斯等着进一步的指示。	识别游戏的发起行为	最小限度的支持:待命状态		
老师介入游戏,向儿童示范结账的每一个步骤。她建议尤特在递给麦克斯一个物品放进袋子时,都对他说一句"拿着"。	解读和回应游戏的发起行为	最大限度的支持:指导和示范	强化提示:可以做什么——"拿着"	共同行动/角色重演
孩子们建立起了游戏的默契。丽莎和尼娜轮流拿出购物车里的商品,尤特在收银机上为每件商品计价,并将商品交给麦克斯,麦克斯将每件商品放进购物袋中。 当他们结完账时,尤特对顾客说:"欢迎光临幸运超市,请走好。"顾客回应:"谢谢你,再见。"		最小限度的支持:待命状态		共同行动/角色重演
老师试探着问:"装袋员应该说什么呢?"尤特告诉麦克斯:"谢谢你,再见。"麦克斯满面笑容地重复了这句话。		中等程度的支持:言语和视觉提示	引入提示:可以说什么——"谢谢你……"	角色重演

保罗的游戏案例

保罗是一个 9 岁的男孩，最近被诊断有阿斯伯格综合征。他在一所私立小学的四年级就读。他表现出主动怪异型的社会性游戏形式。他有着想与同伴为伍的真诚愿望，但在发展互惠性友谊方面却收效甚微。同伴们经常无视他试图进行社交互动和游戏的努力。保罗倾向于以一种一厢情愿的、异常的方式发起活动，而不考虑同伴们的看法。例如，他通常会询问同伴们是否读过某本书借此接近他们，然后不管同伴们做何反应，他都会接着背出书中的内容。

保罗的游戏兴趣总与他最喜爱的书籍主题保持一致。他目前最喜欢的是 J.K. 罗琳的《哈利·波特》系列，他喜欢收集与这些故事中的角色有关的玩具及穿戴用品。他花了很多时间去整理这些玩具，并罗列出一个清单描述书中人物和关键事件。保罗最近还戴上了一副他在新奇商店买到的哈利·波特眼镜。

保罗和他的三个同学一起参加了在学校开展的课后的整合性游戏团体活动，每周 2 次，每次 30 分钟。这个游戏团体由一位言语语言治疗师担任游戏向导。

干预的重点是最大限度地促进保罗在以下领域的发展：以高层次的象征性假扮进行表征性游戏（促进更灵活的想象力和创造性表达）；通过与同伴建立共同焦点和共同目标进行社会性游戏；通过与同伴维持对话和合作编写社会剧游戏脚本，建立互惠性的社交关系，促进社交沟通能力的发展；扩展和丰富他的游戏兴趣范围。

表 12.3　保罗的干预方案

游戏情节	监控游戏的发起行为	鹰架游戏	社交沟通指导	游戏引导
以仪式性的问候和对上一次课程的回顾开始课程。游戏向导让孩子们想出一些游戏的点子和计划。她准备将不同的想法写在黑板上。 保罗立即告诉丽莎、洛瑞和雷（高手游戏者），今天的计划是制作关于哈利·波特的书籍。	识别游戏的发起行为	中等程度的支持：言语和视觉提示		

游戏情节	监控游戏的发起行为	鹰架游戏	社交沟通指导	游戏引导
游戏向导提醒保罗："游戏团体的目标之一是'合作'。这意味着每个成员都可以提出建议（可能与你的建议不同）。下一步是共同制订一个大家都同意的计划。所以保罗，你的建议是制作关于哈利·波特的书籍。为什么不去问问其他人，他们想玩什么呢？" 在面对游戏向导的时候，保罗开始……游戏向导悄悄地重新引导他参照社交沟通提示海报，"别忘了，我们在与朋友交谈时要面对着他们。"然后保罗面对着丽莎，问道："你想玩什么？"	识别游戏的发起行为	中等程度的支持：言语和视觉提示	强化提示：可以做什么——"在你与朋友交谈时需要面对着他们。"可以说什么——"你想玩什么？"	共同焦点
丽莎建议表演一场木偶戏。 洛瑞说她也想这么做……雷刚想说，却被保罗打断了。		最小限度的支持：待命状态		
游戏向导再次指着社交沟通提示海报，提醒孩子们在讲话时要注意"轮流"。 雷接着建议他们制作一个空间站模型。游戏向导在黑板上写下了不同的想法，并问孩子们能否想出一个办法来结合他们的不同建议。	解读和回应游戏的发起行为	中等程度的支持：言语和视觉提示	强化提示：可以做什么——"要轮流讲话。"	共同行动/角色扮演
雷建议制作霍格沃茨学校模型而非空间站模型。 丽莎和洛瑞则建议制作哈利·波特中所有人物的木偶。 保罗补充说，他将扮演哈利·波特，并给其他孩子分配书中的角色。"雷，你做罗恩·韦斯利。丽莎，你做赫敏。洛瑞，你做麦格教授。"		最小限度的支持：待命状态		

游戏情节	监控游戏的发起行为	鹰架游戏	社交沟通指导	游戏引导
游戏向导引导保罗询问其他每个人是否同意扮演他们的角色，他们的确都同意了。 接下来，游戏向导为孩子们提供马克笔和纸，来写出他们计划的不同步骤。"你们要做的第一件事是什么？"雷和保罗同意制作模型，而洛瑞和丽莎则要制作木偶。 大家继续讨论需要哪些材料，以及他们如何制作作品。几分钟以后，他们讨论出了一个简单的计划。		中等程度的支持：言语和视觉提示	强化提示：可以做什么——"在你与朋友交谈时需要面对着他们。"	共同行动/角色扮演
游戏向导将各种各样的美术材料拿到桌子上，并帮助雷和保罗固定好用于制作模型的纸板底座。		最大限度的支持：指导和示范		共同行动
孩子们用了一半的时间去制作模型和木偶。游戏向导偶尔会引导谈话，建议儿童提问、发表评论、交换材料和想法（例如，你在做什么？这看起来很酷！我可以借用吗？请帮助我……）。		中等程度的支持：言语和视觉提示	强化提示：可以做什么——"要轮流讲话。" 可以说什么——参见游戏情节中的例子	共同行动
接下来，由保罗执导，他们开始按照剧本表演。丽莎和洛瑞的表演偏离了剧本，遭到了保罗的抗议。	识别游戏的发起行为	最小限度的支持：待命状态		角色扮演
游戏向导提醒孩子们（由于保罗的抗议），游戏团体的另一个目标是有创造性和发挥想象力，这意味着可以改变故事，使其与原来不同。 她建议在下次聚会时，孩子们写出自己的故事剧本，哈利·波特可以有新的冒险经历。	解读和回应游戏的发起行为	中等程度的支持：言语和视觉提示		角色扮演
雷建议，哈利·波特可以用魔法进入外太空。保罗虽然有些不安，但还是补充道："好吧，哈利·波特可以到外太空去，但前提是他得穿上他的隐形斗篷。"		最小限度的支持：待命状态		

本章总结

到这里,我们结束了对引导式参与的讨论。在整合性游戏团体模式的干预中,引导式参与可以转化为一个精心设计的支持系统。本章通过介绍三个不同年龄和能力的儿童的情况展示了引导式参与实践操作的重点。表格中的游戏情节展现了游戏向导如何将监控游戏的发起行为、鹰架游戏、社交沟通指导和游戏指导等操作方法相结合,用于促进每个儿童在其"最近发展区"内的技能发展。

本篇资源　动手活动

（具体参照干预工具和实操练习）

实操练习

进行以下与第四篇（游戏中的引导式参与：IPG 干预）内容相对应的实操练习。

- 实操练习 12：社交沟通提示
- 实操练习 13：开放式的游戏活动/主题
- 实操练习 14：引导 IPG 课程中的角色扮演

IPG 引导式参与评估

当你开展整合性游戏团体活动时，可以使用 IPG 引导式参与评估来反思自己的操作。

游戏向导的自我反思日志

当你开展整合性游戏团体活动时，可以使用"游戏向导的自我反思日志"来记录过程并反思实践。

IPG 干预工具

- 引导式参与评估
- 游戏向导的自我反思日志

◆ 整合性游戏团体干预工具 ◆

引导式参与评估

游戏向导：
新手游戏者（们）：
评估日期：

思考你是如何实现以下目标的。

目标	评论
·培养自发的、相互喜爱的和互惠性的游戏 ·扩展/丰富儿童的社会性和象征性游戏技能库 ·在成人给予最少指导的情况下，加强同伴的介入和引导	

思考你是如何应用以下实践操作的。

实践操作	评论
监控游戏的发起行为	
识别、解读和回应新手游戏者自发的游戏发起行为： ·针对物品、自己和他人 ·常规/非常规的行为 ·明显、不明显或隐晦的沟通方式	
鹰架游戏	
系统地调整对儿童/团体的支持： ·最大限度的支持：指导和示范 ·中级程度的支持：言语/视觉提示 ·最小限度的支持：待命状态	
社交沟通指导	
使用言语/非言语提示帮助新手和高手游戏者： ·发起和同伴的游戏 ·回应同伴关于游戏的社交提议 ·加入/参与同伴正在进行的游戏活动 ·在游戏中维持/扩展与同伴的互惠性交往	
游戏引导	
促进新手游戏者在"最近发展区"内与同伴游戏 ·导向 ·镜像模仿 ·平行游戏 ·共同焦点 ·共同行动 ·角色重演 ·角色扮演	

Wolfberg, P. J. (2003). *Peer play and the autism spectrum: The art of guiding children's socialization and imagination.* Shawnee Mission, KS: Autism Asperger Publishing Company.

◆ 整合性游戏团体干预工具 ◆

游戏向导的自我反思日志

总结你作为游戏向导的经验。记录下在开展整合性游戏团体活动时的印象、想法、推测、感觉、偏见和关注的事项。

记录日期：

_____

_____

_____

_____

_____

记录日期：

_____

_____

_____

_____

_____

记录日期：

_____

_____

_____

_____

_____

Wolfberg, P. J. (2003). *Peer play and the autism spectrum: The art of guiding children's socialization and imagination.* Shawnee Mission, KS: Autism Asperger Publishing Company.

◆ 整合性游戏团体干预工具 ◆

实操练习 12 ~ 14

- 实操练习 12：社交沟通提示
- 实操练习 13：开放式的游戏活动 / 主题
- 实操练习 14：引导 IPG 课程中的角色扮演

◆ 游戏中的引导式参与 ◆

实操练习 12：社交沟通提示

根据初步评估，设计至少两个可供新手和高手游戏者接受和使用的社交沟通视觉提示（请参考第十章）。

社交沟通提示：

社交沟通提示：

Wolfberg, P. J. (2003). *Peer play and the autism spectrum: The art of guiding children's socialization and imagination.* Shawnee Mission, KS: Autism Asperger Publishing Company.

◆ 游戏中的引导式参与 ◆

◆ 游戏中的引导式参与 ◆

实操练习 13：开放式的游戏活动 / 主题

根据初步评估，设计至少一个对新手和高手游戏者都有很强激励作用的开放式的游戏活动或主题，并能最大限度地促进新手游戏者的社交、沟通和象征性发展（请参考第八至第十章）。

步骤 1　确定一个开放式的游戏活动或主题，要与新手游戏者的游戏偏好 / 发起行为相一致。
步骤 2　列出进行该游戏所需的游戏材料和道具；想想如何安排和呈现这些材料和道具。
步骤 3　帮助新手和高手游戏者建立最初的角色 / 伙伴关系。
步骤 4　制订一份激发和扩展游戏的方法清单，包括动作、对话、问题、评论、视觉提示。

Wolfberg, P. J. (2003). *Peer play and the autism spectrum: The art of guiding children's socialization and imagination.* Shawnee Mission, KS: Autism Asperger Publishing Company.

◆ 游戏中的引导式参与 ◆

实操练习 14：引导 IPG 课程中的角色扮演

与你的团队成员一起，在 IPG 课程中从头到尾去指导角色扮演。使用引导式参与评估来反思自己的操作。可以结合以前的实操练习来支持角色扮演（请参考第八至第十二章）。

步骤 1	选择一个角色并进入角色扮演（提示：从你所认识的儿童中选择新手和高手游戏者）。
	游戏向导 新手游戏者（们） 高手游戏者（们）
步骤 2	以开始仪式开启游戏课程（请参考实操练习 7、8 和 9）。
步骤 3	在开放式的游戏活动中／围绕开放式的游戏主题引导游戏者（请参考实操练习 13）。
步骤 4	用一个仪式来结束这节课（请参考实操练习 8）。
步骤 5	和团队成员一起，探讨引导式参与评估的各个组成部分来反思自己的操作。

Wolfberg, P. J. (2003). *Peer play and the autism spectrum: The art of guiding children's socialization and imagination.* Shawnee Mission, KS: Autism Asperger Publishing Company.

后　记

为了完成这本书，我一直在翻阅过去十年来在整合性游戏团体实践中所收集到的许多实物资料。散落在地板上的是孩子们的照片和层层叠叠的美术作品（五颜六色的设计作品以及物品和人物形象图画）、被用作游戏工具的创作作品（虚构的银行支票、入场券、生日卡、奖品），以及孩子们写在纸上的许多故事和信件。除了这些，还有从专业人员和孤独症谱系儿童家庭那里收集到的成堆的文件，他们公开分享了自己在实践中和日常生活中与这些儿童相处的经验。就像法国作家马塞尔·普鲁斯特（Marcel Proust）是由熟悉的玛德莲蛋糕的香味引发其意识流写作（《追忆似水年华》，1913—1927）一样，我也被视觉图像和文字叙述所淹没，它们把我带到整合性游戏团体之中和之外的由儿童创造的社交和想象力的游戏世界。了解到这么多孤独症谱系儿童已能自己跨越"游戏文化的鸿沟"（参见 Wolfberg, 1999）让我感到无比的满足。我真诚地希望本书中所提供的信息能帮助更多的儿童实现这一目标。

为了给那些选择踏上这段旅程的人提供灵感，我想用新手和高手游戏者、专业人员和家长们的声音来结束这本书，是他们以纯真的游戏精神去拥抱整合性游戏团体模式……

新手游戏者的看法

我玩超市游戏很开心。是的，我十分确定，我真的很开心。好吧。

——6 岁的孤独症女孩（个人通讯录）

我不知道什么是假装，但我喜欢这样做。

——10 岁的孤独症女孩（Wolfberg, 1999, P13）

在游戏团体课程中学习如何分享，玩我们以前没有玩过的新游戏。它还教我们……向我们解释了在这所学校里每天玩耍的意义。游戏团体课程教我们如何去玩游戏，如何表达我们的感觉……我们是何等地喜欢游戏……它完美地做到了这一点。

——9 岁的阿斯伯格综合征男孩（个人通讯录）

高手游戏者的看法

　　我帮助他们自己决定想玩什么。在他们做出决定后，我就和他们一起玩。有时我必须帮助他们轮流分享。当我刚开始参加游戏团体时，我和他们在一起玩时也遇到过一些问题。我觉得很滑稽，而且我还害怕他们中的有些人……我不再觉得有什么可笑的了，我开始喜欢上他们了。我们学会了玩一种特殊的捉迷藏游戏，学会了对他们有耐心。

—— 8 岁的普通女孩（Wolfberg, 1999, P157）

　　刚开始做特殊朋友的时候，感觉很好玩。刚开始和他们一起玩真的非常困难。他们会跑开去做自己的事情。后来就感觉轻松了一些，因为他们和我们更熟悉了。然后…… 我们学会了彼此沟通和一起游戏的方法，这很有趣。一个月以后，我们都成了好朋友。我学会了如何与他们所有人相处。我很喜欢这样，因为我以前并不了解他们。我还学会了如何与他们沟通。

—— 8 岁的普通男孩（Wolfberg, 1999, P158）

　　每个人都想参加（整合性游戏团体），因为它很有趣。

—— 8 岁的普通男孩（Gonsier-Gerdin & Wolfberg，未发表，P24）

专业人员的看法

　　过去一年（开展整合性游戏团体实践）是一个爆炸性的事件，我知道所有的孩子都在参与这个项目时有了收获。普通学生对孤独症有了深入的了解，学会了同情和宽容。所有参与的学生都与他们的孤独症同伴建立了真正的友谊。他们在晨会时第一个坐在他们身边，体育课时第一个和他们结成搭档，也很呵护他们。这些好处显然已经惠及主流环境。这真的是一种热情……（与孤独症儿童一起工作）……开始（下一学年）的工作将是如此美好，我对自己的工作感到很满意。

—— 塔拉·图赫尔，特殊教育工作者 /SLP（个人通讯录）

　　孩子自己才是他们成长过程中的向导，我们只是在帮助他们。找到你提供帮助的方式，想一想这个年龄段群体的特点，布置好舞台，然后继续，并尝试着去放手。

—— 特殊教育者（O'Connor, 1999, P49）

　　整合性游戏团体模式给我的魔法箱带来了宝贵的工具。

—— 特殊教育者（O'Connor, 1999, P46）

　　放轻松，相信它，这模式真的有效。

—— 特殊教育者（O'Connor, 1999, P49）

家长们的看法

通过参加（整合性游戏团体），我6岁的孤独症儿子在社交、沟通和游戏方面取得了不小的进步。他对其他孩子的反应更灵敏了，他成功发起同伴互动的能力也逐渐提高了。我们注意到他的合作性游戏能力有了显著提高，而且他的象征性假扮游戏能力也开始发展了。老师们相信，游戏团体模式对幼儿园融合计划的成功起到了很大的作用，而在家里，我们看到他与来访儿童保持游戏互动的能力有了显著提高。与参加游戏团体之前相比，（他）显然更喜欢与同伴互动和游戏。他的父亲和我都觉得，他比一年以前更快乐了，我们对这个项目都非常满意。我对整合性游戏团体模式的有效性产生了极大的敬意，我强烈推荐这种改善孤独症幼儿社交、沟通和游戏技能的策略。

——一个孤独症男孩的家长（经作者授权，转载自内部通讯）

妮娜（7岁的孤独症女孩）仍在接受部分时间的融合教育……而且表现得非常好……表现得很优雅，喜欢和她的同伴们在一起。她的语言能力也有了很大的提高。

妮娜现在有了一个高手玩伴迈拉，我们称她为爱玩游戏的"跟屁虫"。得益于你给我们的建议，妮娜的同伴现在很重视跟她的游戏邀约！

迈拉追着要（和妮娜）一起玩，一到家，妮娜就放下一切，嚷着"我们玩芭比娃娃吧"——便一头扎进了给洋娃娃穿着打扮的游戏，玩得很起劲！她还会提醒"该吃比萨了"——这是发起另一个游戏的惯例信号！

她的其他朋友茜茜和利安妮仍经常来玩，这些互动无疑改善了她的行为和情绪。

哼……他们说（孤独症儿童）没有任何想象力……她把我的一条休闲裤当作一条河，或者还会说"特百惠船舰玩具被一条软布鳄鱼玩具给咬了"……"哎哟，它刚刚也咬了我一口"……该是玩游戏的时候了！

——7岁的孤独症女孩的家长（个人通讯录）

附录 A

孤独症同伴关系与游戏研究所整合性游戏团体中心

- ▶ 基本信息
- ▶ 整合性游戏团体概况介绍

> "儿童应有游戏和娱乐的充分机会，应使游戏和娱乐达到与教育相同的目的；社会与公众事务当局应尽力设法使儿童享有此项权利。"
>
> ——联合国《儿童权利宣言》，1959年，原则七

孤独症谱系儿童在同伴关系和游戏中会遇到独特而复杂的挑战，孤独症同伴关系与游戏研究所整合性游戏团体中心为服务于这些儿童的专业人员、家庭、研究人员和其他相关人士提供指导和支持。

我们的研究所由作家、教育家、研究员帕梅拉·沃尔夫伯格博士和教育专家、游戏指导大师泰蕾兹·奥康纳硕士共同创立，其目标是联合本国和国际的力量，在整合性游戏团体（IPG）模式的基础上为儿童开发融合性的同伴游戏项目。

整合性游戏团体这一项目旨在支持不同年龄和能力的孤独症儿童在学校、家庭、治疗机构和社区环境中与普通同伴和兄弟姐妹进行自然游戏。基于获奖的研究，运用该模式能有效地提升孤独症、广泛发育障碍、阿斯伯格综合征和有相关社交沟通需要的儿童在互惠性社交互动、沟通、游戏和想象力方面的能力。

我们所提供的服务和支持的范围包括：

- 研讨会（课程）
    - 培训（入门、中级和高级）
    - 实操督导
- 讲座
- 一般咨询
- 评估
- 直接干预
- 研究活动
- 出版物
- 资源和资料

Wolfberg, P. J. (2003). *Peer play and the autism spectrum: The art of guiding children's socialization and imagination.* Shawnee Mission, KS: Autism Asperger Publishing Company.

整合性游戏团体概况介绍

什么是整合性游戏团体？

IPG 模式是由帕梅拉·沃尔夫伯格博士（作家、教育家、研究员）创建的，旨在解决孤独症谱系儿童在同伴关系和游戏中遇到的独特而复杂的困难。整合性游戏团体是由孤独症谱系儿童（新手游戏者）和普通同伴/兄弟姐妹（高手游戏者）组成的团体，他们在一名合格的成人协助者（游戏向导）的指导下定期在一起游戏。

整合性游戏团体的目的是什么？

研究表明，同伴游戏的体验是儿童学习、发展和人际交往过程中的重要组成部分。孤独症谱系儿童在与同伴游戏和社交时面临诸多困难。整合性游戏团体模式的设计是为了提升儿童在社交互动、沟通、游戏和想象力方面的能力。同样重要的是要教导同伴团体积极接纳、回应和包容以不同方式与人交往和游戏的儿童。

谁可以参加整合性游戏团体？

整合性游戏团体是作为儿童个别教育/治疗计划的一部分而量身定制的。IPG 模式适合幼儿园和小学年龄的儿童（3 至 11 岁）。

游戏团体由 3 至 5 名儿童组成，其中高手游戏者的比例高于新手游戏者。新手游戏者包括各种能力的孤独症谱系儿童以及相关特殊需要的儿童。高手游戏者包括普通同伴/兄弟姐妹，他们具备很强的社交、沟通和游戏技巧。

整合性游戏团体在哪里和何时进行？

整合性游戏团体在学校、家庭、治疗机构或社区的自然游戏环境中进行。游戏团体课程一般每周开展 2 次，每次 30 到 60 分钟，为期 6 到 12 个月，在特别设计的游戏空间中，借助各种激励性游戏材料和活动进行游戏。

整合性游戏团体如何运作？

游戏课程根据孩子们独特的兴趣、能力和需求量身设计。成人有条不紊地引导新手和高手游戏者进行相互都喜欢的游戏活动，如假扮、建构、美术、音乐、运动和互动游戏，鼓励彼此间进行社交互动、沟通以及发挥想象力。渐渐地，儿童们学会了在成人越来越少支持的情况下一起游戏。

整合性游戏团体模式的好处是什么？

正如获奖的研究所表明的，新手游戏者在社交互动、沟通、语言、表征性游戏和相关的象征性活动（写作和绘画）等方面都受益匪浅。高手游戏者的收获则体现在自信心、认知力、同理心增强，能够接纳个体差异。新手和高手游戏者在一起玩乐的同时也建立了友谊。

Wolfberg, P. J. (2003). *Peer play and the autism spectrum: The art of guiding children's socialization and imagination.* Shawnee Mission, KS: Autism Asperger Publishing Company.

附录 B

整合性游戏团体模式的有效性研究重点

- 针对新手游戏者（孤独症谱系儿童）的研究
- 针对高手游戏者（普通同伴）的研究
- 针对游戏向导（专业人员）的研究
- 针对家庭的研究
- 针对整合性游戏团体模式益处的总结

整合性游戏团体模式起源于一所城市小学的试点项目,目的是引导孤独症及相关障碍的儿童与普通同伴一起游戏和社交(Wolfberg, 1988)。此后,对该模式进行了改进以努力跟上迅速增长的关于孤独症谱系障碍的认识以及十多年来的相关研究和实践(Gonsier-Gerdin, 1993; O'Connor, 1999; Wolfberg, 1988, 1994, 1999; Wolfberg & Schuler, 1992, 1993; Zercher et al., 2001)。以新手游戏者、高手游戏者、游戏向导和家庭为中心,研究成果总结于以下的表格之中。

针对新手游戏者(孤独症谱系儿童)的研究

研究论文	重点参与者	游戏团体的组成	环境	方法	结论
Wolfberg, 1988(试验性研究)	4 名新手游戏者:2 名男孩和 2 名女孩(年龄为 9 至 10 岁);轻度至重度孤独症	2 个由 5 名儿童组成的游戏团体(每个团体 2 名新手和 3 名高手);年龄为 8 至 10 岁	30 分钟的 IPG 课程,每星期 2 次(为期 9 个月);在小学里;由特殊教育工作者带领	对社交互动和与同伴游戏的录像进行初步观察分析	初步观察: • 在前 3 个月之内发现每个新手在社交互动和游戏方面都取得了进步 • 在学年结束时新手游戏者已将"注意到同伴参与"泛化到其他的社交环境中 注:初步的结论引发了大规模实地测试和完善 IPG 模式的研究
Wolfberg & Schuler, 1992(大规模研究)	38 名轻度至重度孤独症和相关障碍的新手游戏者(年龄为 5 至 11 岁)	20 多个由 3 至 5 名儿童组成的游戏团体(新手和高手游戏者的不同组合);年龄为 5 至 11 岁	在 10 所小学中开展了不同时间的 IPG 课程框架;由教师和言语语言治疗师带领	使用定量(见 1993 年的研究)和定性(调查/访谈)的方法对 3 年的项目进行评估,以探究 IPG 的模式对特殊儿童的影响	教师/言语语言治疗师报告: • 儿童在 IPG 中的互动比在其他融合情景下更加自然 • 新手和高手游戏者更像一个家庭 • 新手和高手游戏者之间出现了更多的双向互动 • 某些新手游戏者需要额外的支持来"适应" • 仪式是儿童游戏团体中的一个重要部分 • 游戏团体模式是治疗性的 • 游戏团体课程为儿童提供了一个"安全的避风港",让他们在没有外界压力的情况下进行游戏 • 与简单地将学生纳入主流的普通教育课程相比,游戏团体课程提供了更多的发展社交关系机会

针对新手游戏者（孤独症谱系儿童）的研究（续）

研究论文	重点参与者	游戏团体的组成	环境	方法	结论
Wolfberg & Schuler, 1993（开创性研究：1992大规模研究的一部分）	3名新手游戏者，男孩（7岁），中度至重度孤独症	3个由5名儿童组成的游戏团体（每个团体含2名新手和3名高手）；所有儿童年龄相似	30分钟的IPG课程，每周2次（为期9个月）；在小学里；由特殊教育工作者带领	结合定量（多个基线）和定性（观察/访谈）方法，以调查对社交互动、沟通和游戏技能的影响	在前3个月内，每个新手都表现出： · 孤立的和刻板的游戏行为减少了 · 社交游戏水平得到了提高 · 功能性和象征性游戏增加了 · 游戏更加多样化 到学期结束时： · 发现三个孩子中有两个取得了语言方面的进步 · 在加大干预以后，当成人撤去支持时，仍能保持技能 · 技能被泛化运用到其他的同伴身上，安置环境和社交活动情境之中
Wolfberg, 1994, 1999	3名新手游戏者：1名女孩和2名男孩（年龄为9至11岁）；轻度至中度孤独症	2个由5名儿童组成的游戏团体（每个团体含2名新手和3名高手）；年龄为8至11岁	30分钟的IPG课程，每周2次，为期两个学期（18个月）；在小学里；由特殊教育工作者带领	对与同伴的社交关系以及在游戏、语言、写作和绘画中的象征性表达进行纵向的民族志案例分析	新手表现出类似的发展进程 · 从孤立到更具互动性/互惠性的同伴游戏 · 从刻板/前象征游戏到象征性游戏（功能性/假扮性）游戏 · 在语言、写作和绘画方面出现同步的象征性转变 · 在社交活动中，游戏的形式更加多样化/复杂化 · 高层次的社交能力在高层次的象征性能力之前出现 · 儿童特征（新手和高手）和社交因素相结合引起了改变

针对新手游戏者（孤独症谱系儿童）的研究（续）

研究论文	重点参与者	游戏团体的组成	环境	方法	结论
O'Connor, 1999	10名专业人员（7名学前班/幼儿园和3名小学特殊教育工作者和言语语言治疗师）	10个以上由3至5名儿童组成的游戏团体（新手和高手游戏者的不同组合）；年龄为3至11岁	在学前班和小学中开展了不同时间框架的IPG课程	作为一个更大的研究中的一部分，采用问卷/访谈的方法了解游戏向导对新手游戏者的受益的看法	游戏向导对新手游戏者的看法，表现出非常享受的外在特征： · 在参与IPG的过程中，眼神接触、观察和模仿同伴的次数增加 · 社交发起和回应能力的提高 · 象征性游戏水平提高 · 沟通增加 · 自发性的游戏兴趣更加多样化
Zercher et al., 2001（复制1993的研究）	2名新手游戏者：双胞胎男孩（6岁）；轻度至中度孤独症	1个由5名儿童组成的团体（含2名新手和3名高手）；年龄为5至11岁	每周30分钟的课程，为期20周，在社区环境中；由博士生带领	结合定量（多个基线）和定性（观察）方法，以调查对社交互动、沟通/语言和游戏技能的影响	新手表现出： · "分享对物品的社会性关注"这一行为出现频率的提高 · 象征性游戏行为的增多 · 言语表达的增多 · 当成人撤去支持时，仍能保持技能 · 技能被泛化到家庭环境中

针对高手游戏者（普通同伴）的研究

研究论文	重点参与者	游戏团体的组成	环境	方法	结论
Wolfberg & Schuler, 1992（大规模研究）	81位高手游戏者（年龄为5至11岁），他们都是普通儿童	20个以上的游戏团体，每个团体由3至5名儿童（新手和高手游戏者的不同组合）；年龄为5至11岁	在10所小学中开展不同时间框架的IPG课程；由教师和言语治疗师带领	采用定量（见1993年的研究）和定性的（调查/采访）方法评估3年的模式示范项目以探究IPG模式对特殊需要儿童的影响	游戏向导报告： · 儿童在IPG中的互动比其他融合情景下更加自然 · 新手和高手游戏者变得像一个家庭 · 新手和高手游戏者之间出现了更多的互惠性互动 · 与其他融合环境相比，使用的策略更容易被接受 · 大多数学生成功地将策略结合使用来参与社交互动和游戏 · 某些同伴似乎比其他人更成功
Gonsier-Gerdin, 1993	11名高手游戏者：7名女孩和4名男孩（年龄为6至9岁），他们都是普通儿童	3个游戏团体（每个团体由1至2名新手和3至4名高手）；混合年龄	30分钟的IPG课程，每周2次，为期9个月，在小学班级中开展；由特殊教育工作者带领	半结构化访谈（事前和事后）、观察和案例研究，重点关注IPG中同伴的看法和经验	高手游戏者： · 对新手游戏者的个体差异表现出更高的敏感性、容忍度和接纳程度 · 高度重视高手游戏者的作用，包括在接纳新手游戏者上发挥的作用 · 将游戏时间视为乐趣（相对于工作而言） · 与新手游戏者形成平衡的/互惠性的互动关系以及结成相互的友谊关系，并延伸到家庭/社区 · 识别新手游戏者的独特兴趣和特殊的相处/沟通方式并对此做出回应，同时将其整合到共同的活动中去

针对高手游戏者（普通同伴）的研究（续）

研究论文	重点参与者	游戏团体的组成	环境	方法	结论
Wolfberg, 1994, 1999	7名高手游戏者：4名女孩和3名男孩（年龄为8至9岁），他们都是普通儿童	参加了4个由5名儿童组成的游戏团体（每个团体有2名新手和3名高手）；年龄为8至11岁	在小学中开展为期两年的IPG课程，每周2次，每次30分钟；由特殊教育工作者带领	与同伴进行开放式访谈，并作为纵向人种学研究的一部分加以观察	高手游戏者的看法： · 保留了作为"孩子"的身份，玩得很开心，同时增加了合作和相互包容的责任感 · 认识到需要努力帮助新手游戏者，适应他们不同的兴趣和沟通风格 · 认为学习如何沟通和一起游戏会随着他们相互之间变得越来越容易 · 熟悉和经验的增加而 · 将新手游戏者视为"好朋友" 高手游戏者表现出： · 变换社交游戏互动风格和方式以便为新手游戏者提供不同程度的结构化支持
O'Connor, 1999	10名专业人员：7名学前班/幼儿园和3名小学特殊教育工作者/言语语言治疗师	10个以上的游戏团体，每个团体由3至5名儿童组成（新手和高手游戏者的不同组合）；年龄为3至11岁	不同时间框架的IPG课程在学前班和小学中开展	作为一个较大规模研究的一部分，采用的方法了解游戏向导对高手游戏者的看法	游戏向导对高手游戏者的看法： · 非常喜欢参加IPG的经历 · 自尊心、自信心增强了，更有主见了 · 对取得的成就感到自豪 · 对他人不同之处的认识和接纳程度提高了 · 有更强的同情心、同理心和耐心 · 向新手游戏者发起游戏和回应他们的能力更强了

针对游戏向导（专业人员）的研究

研究论文	重点参与者	游戏团体的组成	环境	方法	结论
Wolfberg & Schuler, 1992（大规模研究）	19位特殊教育工作者／言语语言治疗师	20多个游戏团体，每个团体由3至5名儿童组成（新手和高手游戏者的不同组合）；年龄为5至11岁	不同时间框架的IPG课程在10个小学中开展，由教师和言语语言治疗师带领	采用定量（见1993年的研究）和定性的（调查／采访）方法评估3年期模式示范项目以探究IPG模式对特殊需要儿童的影响	游戏向导的观点： · 对游戏团队的指导会随着时间的推移变得更容易 · 游戏向导需要放弃控制的态度才会有效 · 游戏向导需要采用IPG模式的理念和价值观 · 需要持续的培训他人的意愿和支持 · 要有培训他人的意愿，但需要宽松的时间并获得支持
Wolfberg, 1999	10名专业人员：7名学前班／幼儿园和3名小学特殊教育工作者／言语语言治疗师	10个以上的游戏团体，每个团体由3至5名儿童组成（新手和高手游戏者的不同组合）；年龄为3至11岁	不同时间框架的IPG课程在学前班和小学开展	通过问卷调查／访谈，重在了解游戏向导对自己实操和为取得成功所需改变的看法	游戏向导对自己实操的看法： · 更好的观察和评估技能 · 更关注社交和游戏目标的理解 · 如何不依赖于儿童的潜力 · 如何更好地选择和安排游戏活动 · 如何更有创造性、支持性并减少指令性／干预性 · 如何更好地向家长解释他们可以做什么以支持孩子进行游戏 游戏向导为持续取得成功而提出的建议： · 在最初的培训之后，需要持续的监督和咨询 · 创建合作的整合性游戏团体，让团体成员面对面相互支持 · 提供观察其他游戏向导实操的机会 · 回看自己实操的录像，反省自己的做法 · 让家长更多地参与进来，以加强泛化，给家庭成员赋能

针对家庭的研究

研究论文	重点参与者	游戏团体的组成	环境	方法	结论
Wolfberg & Schuler, 1993（开创性研究：1992大规模研究的一部分）	3名新手游戏者的母亲，男孩（7岁），中度至重度孤独症	3个由5名儿童组成的游戏团体（每个团体含2名新手和3名高手）；所有儿童年龄相似	30分钟的IPG课程，每周2次（为期9个月）；在小学里；由特殊教育工作者带领	作为大型研究的一部分，对参加IPG的新手的父母进行了半结构化的访谈，以了解孩子在社交上的改变	家长注意到他们的孩子在游戏和社交行为方面有了明显的不同，并从学校延伸到了家庭环境： · 游戏技能库更加丰富 · 对洋娃娃和毛绒玩具产生了社会可接受的依恋行为，这在参加游戏团体之前是不存在的 · 与同伴建立友谊 · 兄弟姐妹关系得到改善 · 异常行为减少
O'Connor, 1999	10名专业人员：7名学前班/幼儿园工作者和3名小学特殊教育工作者和言语语言治疗师	10个以上的由3至5名儿童组成的游戏团体（新手和高手不同组合）；年龄为3至11岁	在学前班和小学中开展了不同时间框架的IPG课程	作为大型研究的一部分，通过问卷/访谈的方法从游戏向导那里了解新手游戏者父母的反馈	游戏向导陈述的家长报告： · 将在IPG中学到的技能泛化到家中 · 他们孩子的社会性和象征性游戏水平提高了 · 与同伴兄弟姐妹的游戏互动更加频繁和持续 · 儿童对他人和新的社交环境表现出更大的容忍度 · 在家中的社交和沟通技能得到改善
Zercher et al., 2001（复制1993的研究）	轻度至中度孤独症双胞胎男孩（6岁）的母亲和父亲	1个由5名儿童组成的团体（含2个新手和3个高手）；年龄为5到11岁	每周30分钟课程，为期20周；在社区环境中；由博士生带领	作为大型研究的一部分，在观看了随机选择的新手游戏者在基线和干预中的视频片段后，采访了家长	家长注意到他们的孩子： · 干预前，忽视同伴 · 更加注意同伴及其所做的事 · 与同伴互动更加频繁 · 社交技能提高了 · 在干预期间，与同伴做游戏并加入交谈

针对整合性游戏团体模式益处的总结	
新手游戏者	高手游戏者
· 更频繁和持续的社交互动以及同伴游戏，独自游戏减少 · 在表征性游戏、适合发展水平/年龄的游戏方面有进步，刻板的游戏行为减少 · 在相关的象征性活动中取得进展（写作和绘画） · 社交和沟通技能得到改善 · 语言能力提高了 · 游戏兴趣更加多样化 · 自发与同伴社交互动的能力提高了，程度更高（发起和回应） · 情感增强（表达情绪） · 纯粹的享受（"乐趣因素"） · 形成互惠性关系：与同伴建立友谊	· 对他人不同之处的认识、容忍和接纳程度提高了 · 更强的同理心、同情心和对他人的耐心 · 自尊心、信心、对成就的自豪感增强 · 合作和包容他人的责任感增强 · 适应他人不同的游戏兴趣和沟通方式的能力增强 · 纯粹的享受（"乐趣因素"） · 形成互惠性关系：与非普通同伴建立友谊

*Based on the accumulated findings of Gonsier-Gerdin, 1993; O'Connor, 1999; Wolfberg, 1988, 1994, 1999; Wolfberg & Schuler, 1992, 1993; Zercher et al. (2001).

图书在版编目（CIP）数据

孤独症儿童同伴游戏干预指南：以整合性游戏团体模式促进社交和想象力 /（美）帕梅拉·J. 沃尔夫伯格(Pamela J. Wolfberg) 著；马安迪，马梓文译. -- 北京：华夏出版社有限公司，2023.1

书名原文: Peer Play and the Autism Spectrum: The Art of Guiding Children's Socialization and Imagination：Integrated Play Groups Field Manual

ISBN 978-7-5222-0293-8

Ⅰ．①孤… Ⅱ．①帕… ②马… ③马… Ⅲ．①小儿疾病－孤独症－治疗－指南 Ⅳ．①R749.940.5-62

中国版本图书馆 CIP 数据核字(2022)第 012047 号

Peer Play and The Autism Spectrum: The Art of Guiding Children's Socialization and Imagination: Integrated Play Groups Field Manual
By Pamela J. Wolfberg
Original copyright © 2003 by AAPC Publishing, Inc., USA
(Simplified) Chinese edition copyright © 2021 by Huaxia Publishing House Co., Ltd.
All rights reserved.

©华夏出版社有限公司　未经许可，不得以任何方式使用本书全部及任何部分内容，违者必究。

北京市版权局著作权合同登记号：图字 01-2021-6418 号

孤独症儿童同伴游戏干预指南：以整合性游戏团体模式促进社交和想象力

作　　者	［美］帕梅拉·J. 沃尔夫伯格	
译　　者	马安迪　马梓文	
责任编辑	薛永洁　马佳琪	
出版发行	华夏出版社有限公司	
经　　销	新华书店	
印　　装	三河市少明印务有限公司	
版　　次	2023 年 1 月北京第 1 版　　2023 年 1 月北京第 1 次印刷	
开　　本	880×1230　1/16 开	
印　　张	14.75	
字　　数	340 千字	
定　　价	88.00 元	

华夏出版社有限公司　地址：北京市东直门外香河园北里 4 号　邮编：100028
网址：www.hxph.com.cn　电话：（010）64663331（转）

若发现本版图书有印装质量问题，请与我社营销中心联系调换。